Kommunikationsutmaningar i barnsjukvården
– och hur man övervinner dem

Kommunikationsutmaningar i barnsjukvården – och hur man övervinner dem

av

Sara Klaverdal

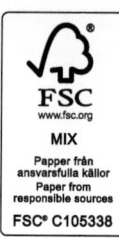
© Sara Klaverdal 2025
Förlag: BoD · Books on Demand, Östermalmstorg 1,
114 42 Stockholm, Sverige, bod@bod.se
Tryck: Libri Plureos GmbH, Friedensallee 273,
22763 Hamburg, Tyskland
ISBN: 978-91-8114-703-2

INNEHÅLLSFÖRTECKNING

Kirkegaard

»Om jag vill lyckas med att föra en människa mot ett bestämt mål måste jag först finna henne där hon är och börja just där. Den som inte kan det lurar sig själv när hon tror att hon kan hjälpa andra. För att hjälpa någon måste jag visserligen förstå mer än hon gör, men först och främst förstå det hon förstår. Om jag inte kan det hjälper det inte om jag kan och vet mera. Vill jag ändå visa hur mycket jag kan, så beror det på att jag är fåfäng och högmodig och vill egentligen bli beundrad av den andra i stället för att hjälpa henne. All äkta hjälpsamhet börjar med ödmjukhet inför den jag vill hjälpa och därmed måste jag förstå att detta med att hjälpa inte är att härska utan att tjäna. Kan jag inte detta kan jag heller inte hjälpa någon.«

Inledning

En gång för många år sedan var jag och lyssnade på en föreläsning med barnpsykiatrikern Berit Lagerheim. Temat var barn med neuropsykiatriska funktionsnedsättningar, men det var ett begrepp hon använde som sedan har hängt kvar hos mig och som känns lika relevant för alla barn som behöver ha kontakt med vården. Hon pratade om kraftfältet som bildas runt barn som lider eller har det svårt, och som påverkar hur de runt barnen förhåller sig till både dem och till varandra. Ett kraftfält som kommer sig av människors inneboende önskan att skydda barn från lidande parat med maktlösheten när det inte är möjligt.

Vi har i västvärlden idag extremt avancerade metoder i sjukvården som gör att vi kan rädda livet på många barn som aldrig hade överlevt innan, och som fortfarande inte gör det i många delar av världen. Allt från barn som föds för tidigt, eller med svåra missbildningar, till barn som drabbas av olyckor eller allvarliga sjukdomar. Den tekniska och medicinska utvecklingen påverkar också hur man kan leva med sjukdom idag. En gång hörde jag på radion en man som berättade om när han fick diabetes som barn på 1970-talet. Då gick man till läkaren och mätte blodsocker var 14:e dag. Nu kan ett barn ha en sensor som kontinuerligt mäter blodsockernivån och skickar värdena till förälderns mobiltelefon. Det är på många sätt en fantastisk utveckling, men den har också fört med sig nya utmaningar. Ett stort antal barn lever idag med olika typer av stöd och behandling som kan kräva mycket av både dem och deras familjemedlemmar. Samtidigt som sjukvården har utvecklats har vissa sjukdomar och tillstånd blivit mer vanliga hos barn, såsom fetma och smärtsyndrom. Paradoxalt nog har det lidande som barn idag kan räddas ifrån till viss mån ersatts av annat lidande som har en koppling till vård och omvårdnad. Det kan handla om sådant som behöver göras dagligen som att ta medicin, få sprutor, eller att sondmatas, men också att behöva genomgå undersökningar och behandlingar som kan vara skrämmande eller obehagliga. Fler barn än någonsin är tillsammans med sina föräldrar beroende av kontinuerlig kontakt med sjukvården och oss som arbetar där. På samma sätt är vi som arbetar i sjukvården ofta beroende av att barn och föräldrar samarbetar på olika sätt för att det ska vara möjligt att genomföra den vård som är nödvändig. Att arbeta inom barnsjukvården innebär att befinna sig mitt i det här kraftfältet. Det är en såväl professionell som existentiell utmaning, och det ställer stora krav på vår kommunikativa förmåga i en utmanande situation.

För drygt tio år sedan fick jag en tjänst som psykolog kopplad till barnsjukvården på ett mellanstort sjukhus, med uppgift att stötta sjuka barn, ungdomar och deras familjer. När jag hade arbetat där i ett år fick jag själv ett barn som föddes med ett allvarligt hjärtfel och en kromosomavvikelse, vilket ledde till att min familj blev en av alla dessa familjer i behov av regelbunden kontakt med barnsjukvården. Det ledde också till att jag rent privat, parallellt med mitt arbete som psykolog, fick kontakt med ett stort nätverk av familjer i liknande situation. I samtal och diskussioner både på jobbet och utanför, slog det mig hur många som uttryckte att de hade negativa erfarenheter av sina sjukvårdskontakter. Olika upplevelser av att ha blivit illa bemötta eller inte tagna på allvar. Det förvånade mig, då min erfarenhet var och är att i stort sett alla som arbetar inom barnsjukvården är oerhört ambitiösa och har en stor önskan om att hjälpa. Samtidigt kunde jag själv uppleva att jag ibland blev frustrerad i samband med alla kontakter runt min son. Jag upplevde att det fanns maktförhållanden som gjorde att min åsikt som förälder sällan vägde lika tungt som om jag framfört samma sak som kollega. Tyvärr har jag stött på många barn, och även några föräldrar, som traumatiserats i mötet med sjukvården, men jag har också upplevt vilken skillnad det kan göra för både barn och föräldrar när kommunikationen fungerar. Jag är övertygad om att man genom förbättrad kommunikation kan skapa upplevelsen av ett gott bemötande, och främja det viktiga samarbetet mellan vården och barnfamiljer. Även om den stora majoriteten barn och föräldrar känner sig nöjda har mina erfarenheter gjort mig övertygad om att kommunikation är något vi medvetet behöver arbeta med, och öva oss på inom barnsjukvården. Detta eftersom upplevelsen av bemötande inte bara handlar om trevnad, utan kan vara avgörande för hur relationerna mellan vården och barnfamiljerna utvecklas. Därmed kan god kommunikation också ha stor påverkan på barns och ungas hälsa.

Den här boken är indelad i tre delar. I bokens första del utvecklar jag mina tankar kring varför det är så viktigt att arbeta med kommunikation.

I avsnittet *God kommunikation bygger goda relationer* beskriver jag bland annat hur goda relationer och samarbete på många sätt är avgörande för att kunna genomföra modern barnsjukvård. Jag skriver också om utvecklingen av det biopsykosociala perspektivet som lärt oss att psykologiska faktorer har en effekt även på kroppsliga sjukdomar och att upplevt bemötande är en sådan faktor. Avsnittet *God kommunikation förebygger rädsla och traumatisering* belyser det faktum att många barn utvecklar symptom på posttraumatisk stress på grund av upplevelser i sjukvården, men också att det som har upplevts traumatiskt ofta är sådant som hade gått att påverka genom förbättrad kommunikation. I avsnittet *God kommunikation förbättrar arbetsmiljön* beskriver jag att ett förhållningssätt där god kommunikation ses som något viktigt kan minska stress och öka tillfredsställelse även hos vårdpersonalen.

Bokens andra del handlar om en mängd utmaningar, som tillsammans kan ge svar på frågan varför det ibland kan vara så svårt att få till det goda bemötandet.

Avsnittet *Barns lidande väcker känslor* handlar om den existentiella utmaningen som det innebär att se barn lida eller dö, och om de känslomässiga reaktioner som kan uppstå kring sjuka barn. I avsnittet *Barns rätt och det som ändå måste göras* beskriver jag de dilemman som uppstår mellan ambitionen att barn helst inte tvingas till något, och det faktum att många procedurer i sjukvården är sådant som är obehagligt för barnen och som de inte vill. Avsnittet *Barn i vården är del av en familj* handlar om utmaningen som det innebär att sjuka barn är beroende av stöd från sina föräldrar, samtidigt som sjukdomen kan innebära en allvarlig kris för hela familjen. I avsnittet *Barn är olika* lyfter jag att god kommunikation med barn kräver kunskap om barns utveckling och skiftande behov. Avsnittet *Föräldrar är olika* beskriver olika faktorer som kan göra att vi upplever kommunikationen med vissa föräldrar som mer utmanande. I avsnittet *Egna behov och andras behov* beskriver jag kommunikationsutmaningar som kan uppstå när vi som vårdpersonal är omedvetna om våra egna attityder och känsloreaktioner. Avsnittet *Olika outtalade* förväntningar berör krockar som kan uppstå när vi i sjukvården inte är tillräckligt tydliga med att förklara det som är självklart för oss, eller när vi glömmer att fråga barn och föräldrar om deras förväntningar.

I avsnittet *Vårdens utveckling och organisation* lyfter jag de stora utmaningar som skapas när en alltmer resurskrävande sjukvård ska räcka till allt fler, och att den byråkratisering som det inneburit gör det svårare att bygga goda relationer.

I bokens tredje del har jag velat presentera olika kommunikationsvägar som kan bidra till att skapa goda relationer och en ökad känsla av sammanhang i barnsjukvården.

I avsnittet *Att skapa en relation* skriver jag om viktiga principer för att skapa kontakt och att hjälpa barn och föräldrar att känna trygghet i relationen. Avsnittet *Att skapa begriplighet* handlar om hur vi på olika sätt kan tydliggöra det som händer i vården för barn med olika förutsättningar och för föräldrar. I avsnittet *Att skapa hanterbarhet* beskriver jag hur vi kan kommunicera för att olika sjukvårdssituationer ska bli mer hanterbara för barn. Jag lyfter särskilt validerande kommunikation som ett viktigt arbetsverktyg. Avsnittet *Att skapa meningsfullhet* berör sätt att stärka känslan av att det svåra som barn och föräldrar går igenom blir meningsfullt för dem och hur vi kan kommunicera för att stärka motivationen.

I boken skriver jag om vårdpersonal, vilket är en förenkling av en mångfacetterad grupp, för att göra texten mer läslig. Jag har ofta haft läkare och sjuksköterskor i åtanke när jag har skrivit, eftersom de har viktiga och ansvarsfulla positioner inom barnsjukvården. Det är ofta de som håller i samtal och har mer långvariga kontakter med barn och föräldrar. Därför är det övervägande läkare och sjuksköterskor som figurerar i mina exempel.

Samtidigt är innehållet minst lika relevant för all annan medicinsk personal, liksom för andra professioner, som möter barn i vården. En del av det jag skriver och mina exempel är specifika för just barnsjukvård, men mycket av det jag skriver är lika relevant även för närliggande områden, som till exempel barntandvård och barnhälsovård.

Jag skriver mycket om barn och deras föräldrar. Jag är väl medveten om att familjer kan se väldigt olika ut och att det ibland är andra vuxna än föräldrarna som är vårdnadshavare, eller står barnen känslomässigt närmast. Jag har dock valt att använda begreppet föräldrar för enkelhetens skull.

Exemplen jag har använt i boken är påhittade, men många av dem är inspirerade av verkliga händelser som jag upplevt eller fått berättade för mig.

DEL 1 Varför är god kommunikation så viktig?

God kommunikation bygger goda relationer

Att utveckla förmågan att kommunicera är nödvändigt för alla som arbetar inom vården, men kanske ännu mer så för oss som arbetar inom barnsjukvård. Detta eftersom barn är under utveckling och formas av sina erfarenheter. Kommunikation i barnsjukvården behöver också ta hänsyn till det faktum att barn sällan kommer till vården ensamma utan nästan alltid tillsammans med vuxna som de är beroende av.

När ett barn blir sjukt eller skadat, möter barnet och dess föräldrar många människor från olika professioner. Relationerna mellan barn, föräldrar och sjukvårdspersonal utvecklas efter hand, men redan det första mötet med sjukvården kan få betydelse för på vilket sätt de utvecklas. Vid varje mänskligt möte, kort som långt, skapas en relation, och alla som ingår i mötet gör en mer eller mindre medveten bedömning kring vad relationen kan innebära. Vi är programmerade att läsa av hur andra bemöter oss för att få information om huruvida vi kan våga närma oss och lita på varandra. Inte bara det som sägs spelar roll, utan alla signaler vi skickar till varandra genom till exempel kroppsspråk, tonfall och ansiktsuttryck. Ju mer som står på spel i mötet, desto viktigare blir det vad som kommuniceras och hur det görs. Vårt sätt att kommunicera är ett av de viktigaste verktygen vi har för att skapa de relationer som ligger till grund för upplevelsen av ett gott bemötande. Relationerna behövs för att barn och föräldrar tryggt ska kunna öppna sig, acceptera det som ska hända, ha tillit till det som sägs och görs, och att ta emot den hjälp som erbjuds.

Leo, fem år, har fått epilepsi. Leos pappa har själv en sjukdom som tog lång tid att upptäcka, eftersom han inte togs på allvar när han sökte vård. Nu när Leo har blivit sjuk har pappan svårt att lita på de besked han får från läkarna och han vågar inte sätta in den medicin som ordinerats på grund av rädsla för biverkningar.

När barn blir akut sjuka och behöver vård, är kommunikationens primära syfte att trygga barnen i att kunna genomgå nödvändiga undersökningar och behandlingar, något som de kan uppleva som skrämmande och smärtsamt. Kommunikationen med föräldrarna syftar till att trygga deras tillit till de bedömningar som görs och att hjälpa dem att vara ett stöd för sina barn. Både barn och föräldrar kan hamna i kris vid akut sjukdom. Genom gott bemötande kan vi skapa en relation som bär alla de känslor som krisen kan innebära.

Idag vårdas barn sällan på sjukhus särskilt länge, men många barn behöver fortsatt behandling även hemma, ibland under lång tid. När barnen lämnat sjukhuset får oftast föräldrarna det största ansvaret för att läsa av barnens mående, att motivera dem till att ta medicin och att medverka vid undersökningar och behandlingar. Föräldrarna behöver känna trygghet i att bedöma vad de kan hantera själva och när de behöver kontakta sjukvården. Då är det viktigt att vården kan lita på att barn och föräldrar vet vad som förväntas av dem och att de i sin tur kan lita på att de får svar på sina frågor och stöd när de behöver.

För barn med kroniska sjukdomar kan kontakten med sjukvården innebära långvariga relationer som rymmer såväl ren medicinsk behandling som olika typer av stöd- och motivationsarbete. Detta ställer ännu högre krav på samarbetsrelationen mellan både barn, föräldrar och vårdpersonal. En modell för en god samarbetsrelation är det som inom psykoterapiforskning kallas för allians. Det innebär i grunden en samarbetsrelation där patienten känner sig lyssnad på och tagen på allvar och där både behandlare och patient känner hopp och engagemang för att nå det uppsatta målet. Många studier har visat att alliansens kvalitet är en betydelsefull faktor för att psykologisk behandling ska ge resultat, oavsett vilken metod som används, och det finns mycket som talar om att en god allians är viktig även vid medicinsk behandling. Det finns vissa grundläggande kommunikationsverktyg och förhållningssätt som främjar en god allians som jag kommer att återkomma till längre fram i boken.

Lisa är åtta år och har reumatism. Ibland är hon ledsen för att hon är sjuk, men hon tycker om att träffa »sin« doktor, som alltid lyssnar på henne, och som brukar fråga henne hur det går med fotbollen.

Forskning visar att patientens upplevelse av bemötande inte bara är betydelsefull på ett känslomässigt plan. Tvärtom kan denna upplevelse både ha direkt inverkan på symptom och på effekten av den medicinska behandlingen. En studie från Örebro visade till exempel att personer med kronisk smärta som skulle intervjuas, rapporterade mer smärta om intervjuaren hade instruerats att ge ett dåligt bemötande. De, vars intervjuare instruerats att använda en validerande, empatisk kommunikation, upplevde mindre smärta, var mer nöjda och upplevde färre negativa känslor. De flesta läkemedelsstudier idag räknar med en placeboeffekt, och forskning visar att mycket av placeboeffekten kan förklaras av goda förväntningar hos både patient och behandlare. Hur förväntningarna ser ut skapas av tidigare erfarenheter, men också av samspelet i själva mötet mellan behandlare och patient, och mycket talar för att ett gott bemötande stärker den effekten.

Inom den moderna barnsjukvården arbetar man utifrån ett biopsykosocialt perspektiv.

Det innebär att det finns en förståelse för att det inte bara är rent biologiska och medicinska faktorer som påverkar sjukdom och hälsa, utan att dessa beror på ett samspel mellan biologiska, psykologiska och sociala faktorer. Till exempel mår inte alla som fått samma sjukdom likadant, och samma behandling kan ha helt olika effekt på olika personer. Inom det biopsykosociala synsättet pratar man både om riskfaktorer, dvs. sådana som står i vägen för att utveckla hälsa, och om friskfaktorer, sådana som främjar hälsa. Några av de mest välkända psykologiska riskfaktorerna är oro och stress. Ibland kan dessa bero på sådant som finns i barns vardag, men lika ofta kan det handla om oro och stress som faktiskt uppstår i vården. Det kan vara att barnet och/eller föräldrarna är oroliga för sjukdom, inte förstår vad som händer eller upplever situationen kring sjukdomen som svårhanterlig. Genom god kommunikation kan vi minska mycket av den stressen och ge en upplevelse av gott bemötande. Upplevelsen av dåligt bemötande har å andra sidan lyfts fram som en psykologisk riskfaktor i sig själv till exempel för utvecklingen av kroniska smärtsyndrom.

God kommunikation och ett aktivt arbete för att skapa goda relationer redan i barns och föräldrars första möte med vården, skapar positiva spiraler som banar väg för god hälsa och livskvalitet på sikt. Som någon uttryckte det på en utbildningsdag för palliativ vård av barn: »Om bara den första kontakten blivit bra, löser man allt sen.« Tyvärr har jag sett flera exempel på att motsatsen också är sann. Barn och föräldrar som upplevt ett dåligt bemötande får ofta svårare att lita på vården. De blir misstänksamma och kan gå i försvar, något som försvårar möjligheterna att nå fram och att skapa ett gott samarbete. När samarbetet inte fungerar ökar risken att viktig information om barnens tillstånd inte når fram till vården. Det blir då svårare att genomföra insatser som skulle kunna hjälpa dem att må bättre och kan i värsta fall göra att barn far illa eller skadas.

Litteratur

Allinson, M., Chaar, B. (2016). How to build and maintain trust with patients. *The Pharmaceutical Journal, 297*(7895), 1–8.

Baier, A.L., Kline, A.C., Feeny, N.C. (2020). Therapeutic alliance as a mediator of change: A systematic review and evaluation of research. *Clinical Psychology Review, 82.* 101921.

Blasini, M., Peiris, N., Wright, T., Colloca, L. (2018). The Role of Patient-Practitioner Relationships in Placebo and Nocebo Phenomena. *Internal Review of Neurobiology, 139,* 211–231.

D'Elia, G. (2004). *Det kognitiva samtalet i vården.* Natur & Kultur.

Enqvist, B. (2019). Utlämnad liten och sårbar. I B. Fossum (Red.), *Kommunikation Samtal och bemötande i vården,* (3 uppl., s. 113–122). Studentlitteratur.

Eriksson, I., Nilsson, K. (2008). Preconditions needed for establishing a trusting relationship during health counselling – an interview study. *Journal of Clinical Nursing, 17,* 2352–2359.

Evers, A.W.M., Colloca, L., Blease, C., Anonni, M., Atlas, L.Y., Bendetti, F., et al. (2018). Implications of Placebo and Nocebo Effects for Clinical Practice: Expert Consensus. *Psychotherapy and psychosomatics, 87,* 204–210.

Forsner, M. (2006). *Att vara barn i sjukdom och sjukvård – barns berättelser om sina upplevelser av sjukdom och sjukvårdsrädsla.* [Doktorsavhandling, Umeå Universitet].

Gibson C. H. (1995). The process of empowerment in mothers of chronically ill children. *Journal of advanced nursing, 21*(6), 1201–1210.

Johansson, A-K. (2019). Att möta och kommunicera med barn och deras föräldrar. I B. Fossum (Red.), *Kommunikation Samtal och bemötande i vården,* (3 uppl., s. 287–307). Studentlitteratur.

Mikhailovich, K., & Morrison, P. (2007). Discussing childhood overweight and obesity with parents: a health communication dilemma. *Journal of child health care: for professionals working with children in the hospital and community*, 11(4), 311–322.

Risholm Mothander, P., Broberg, A. (2018). *Att möta små barn och deras föräldrar i vården. Om anknytning, utveckling och samspel.* Natur & Kultur.

Sarkohi, A., Andersson, G. (red.). *Somatisk sjukdom – ett biopsykosocialt perspektiv.* Studentlitteratur.

Sevelius, I., (2021). *Placeboeffekten förstärks av gott bemötande.* forskning.se. https://www.forskning.se/2021/08/26/gott-bemotande-forstarker-placeboeffekten/

Svirsky, L. (2010). *KBT Att tillämpa metoden med barn och ungdomar.* Gothia förlag.

Tates, K., & Meeuwesen, L. (2001). Doctor-parent-child communication. A (re)view of the literature. *Social science & medicine (1982)*, 52(6), 839–851.

Vangronsveld, K. L., & Linton, S. J. (2012). The effect of validating and invalidating communication on satisfaction, pain and affect in nurses suffering from low back pain during a semi-structured interview. *European journal of pain (London, England)*, 16(2), 239–246.

God kommunikation förebygger rädsla och traumatisering

En av de viktigaste anledningarna till att arbeta med kommunikation inom barnsjukvården, är behovet att förebygga att barn traumatiseras av sina sjukvårdsupplevelser. Att behöva sjukvård innebär att utsättas för potentiellt traumatiserande situationer för barn. Situationer som innebär kontrollförlust och integritetsintrång på den egna kroppen, och som kan vara skrämmande och smärtsamma. I många fall handlar det om situationer som kan vara svåra för barn att förstå. Att behöva sjukvård kan ibland innebära separation från föräldrarna eller att barnet uppfattar vuxna som annorlunda och skrämmande beroende på att de är i kris eller behöver utsätta barnet för obehagliga saker. Enligt The National Child Traumatic Network som finansieras av USA:s hälsodepartement får upp till 80 % av sjuka och skadade barn och deras familjer vissa posttraumatiska stressymptom efter en livshotande sjukdom eller skada, men det händer också efter medicinska procedurer. Det kan ta sig uttryck som ångest, nedstämdhet och smärta, men också sjukvårdsrädsla som gör att fortsatt vård blir resurskrävande och svår att genomföra. Upp till 25 % av barn, men även syskon och föräldrar, uppges utveckla posttraumatiska stressymptom som är så pass allvarliga att det inverkar negativt på deras vardag, och vissa av dem kommer att uppfylla kriterierna för den psykiatriska diagnosen posttraumatiskt stressyndrom, PTSD. PTSD påverkar hjärnans utveckling och funktion och kan, om det inte behandlas, ge livslång funktionsnedsättning med svår ångest och påverkan på både inlärningsförmåga och relationsförmåga. Posttraumatisk stress hos barn och/eller föräldrar kan ha stor påverkan på framtida relationer till sjukvårdspersonal. Det kan skapa stora hinder för att ge barn den vård de behöver och därmed också för barns tillfrisknande.

Ellen, som är sex år, kommer till sjukhuset med sina föräldrar för att göra en undersökning som hon inte vet vad det är för något. En sjuksköterska berättar vad som ska hända, men hon pratar fort och stressigt och Ellen förstår inte vad hon menar. Sen ska Ellen gå in själv i ett litet rum. Utanför säger sköterskan att hon nu ska ta bort luften i rummet och att Ellens lungor ska få göra egen luft. Ellen blir jätterädd och tror att hon inte kommer att kunna andas.

Trauma uppstår när någon utsätts för en påfrestning som är så stor att det inte finns känslomässiga resurser att hantera den. Idag vet vi att det inte finns något direkt samband mellan en viss typ av händelse och trauma, utan att det är den subjektiva upplevelsen av händelsen som är avgörande. Upplevelser av hot mot livet, stark skräck och känslan av hjälplöshet ökar risken för traumatisering. För barn spelar vuxna i omgivningen en avgörande roll, som både kan skydda mot, och öka risken för, trauma. Detta eftersom barn, speciellt yngre, är beroende av vuxna för att förstå och tolka det som hände och för att hantera och reglera känslor. Rädda föräldrar och stressad vårdpersonal som inte lyckas lugna ett skrämt barn, utan i stället håller fast och tvingar barnet, riskerar att traumatisera barnet för livet i samband med synbart enkla procedurer. Å andra sidan kan ett barn som har tillit till, och får stöd av de vuxna runtomkring, ofta hantera både rädsla och smärta och på så sätt ta sig igenom även svåra situationer.

Hugo, elva år, är väldigt rädd för att komma till sjukvården och vill inte låta sig undersökas. Han har gått hos psykolog för att komma över sin rädsla och har efter mycket övning och förberedelse gått med på att göra en läkarundersökning. Han lyckas hålla sig lugn under hela undersökningen, men då säger läkaren:»Det här gick ju jättebra, så då tycker jag vi passar på att ta lite prover också!« Hugo protesterar inte, men när han kommer hem stänger han in sig på sitt rum och vill inte prata med någon. Nästa gång han ska till sjukhuset vägrar han att ens gå ut till bilen.

När barn som jag har träffat berättar om obehagliga upplevelser beskriver de ofta att de inte har fått förklarat för sig ordentligt vad som ska hända, eller att de vuxna sagt en sak och sedan gjort något annat. Idag finns det kunskap om hur vi kan använda både verbal och icke-verbal kommunikation i vården för att skapa kontakt, och för att öka tilliten hos både barn och föräldrar. Det finns också kunskap om hur vi kan tydliggöra det som händer för barn i olika åldrar och med olika behov, och hur vi kan fånga upp och hjälpa de barn som varit med om något obehagligt. Om vi använder den kunskapen på ett mer systematiskt och konsekvent sätt kan vi förebygga att barn och föräldrar traumatiseras och därmed förbättra barns hälsa.

Litteratur

Bremner, J.D. (2006). Traumatic stress: effects on the brain. *Dialogues in Clinical Neuroscience, 8(4)*, 445–461.

Forsner, M. (2006). *Att vara barn i sjukdom och sjukvård – barns berättelser om sina upplevelser av sjukdom och sjukvårdsrädsla.* [Doktorsavhandling, Umeå Universitet].

Kazak et al. (2005). An Integrative Model of Pediatric Medical Traumatic Stress. *Journal of pediatric psychology, 31*(4), 343–355.

Krauss, B. A., & Krauss, B. S. (2019). Managing the Frightened Child. *Annals of emergency medicine, 74*(1), 30–35.

Leroy, P. L., Costa, L. R., Emmanouil, D., van Beukering, A., & Franck, L. S. (2016). Beyond the drugs: nonpharmacologic strategies to optimize procedural care in children. *Current opinion in anaesthesiology, 29 Suppl 1*, 1–13.

Lombart, B., De Stefano, C., Dupont, D., Nadji, L., & Galinski, M. (2020). Caregivers blinded by the care: A qualitative study of physical restraint in pediatric care. *Nursing ethics, 27*(1), 230–246.

McMurtry, C. M., Pillai Riddell, R., Taddio, A., Racine, N., Asmundson, G. J., Noel, M., Chambers, C. T., Shah, V., & HELPinKids&Adults Team (2015). Far From »Just a Poke«: Common Painful Needle Procedures and the Development of Needle Fear. *The Clinical journal of pain, 31*(10 Suppl), 3–11.

The National Child Traumatic Stress Network (2014). *Pediatric Medical Traumatic Stress Toolkit for Health Care Providers.* [Broschyr]. https://www.nctsn.org/sites/default/files/resources//pediatric_toolkit_for_health_care_providers.pdf

God kommunikation förbättrar arbetsmiljön

Det finns alltså mycket som talar för att god kommunikation är och behöver ses som en viktig aspekt av all behandling och omvårdnad av barn, och är något som behöver utvecklas. Det är också viktigt att poängtera att god kommunikation och goda samarbetsrelationer skapar en bättre arbetsmiljö och ett mer tillfredsställande arbete även för vårdpersonalen. Barn och föräldrar som vi inte lyckats skapa förtroendefulla relationer till i vården skapar mycket stress och merarbete. Barn som utvecklat sjukvårdsrädsla och inte samarbetar kräver mycket tid och resurser. Föräldrar som känner bristande tillit kan reagera både genom att ständigt söka kontakt med vården, och genom att inte söka vård i tid. Klagomålen på vården generellt ökar, och så även anmälningarna till IVO och patientnämnden. Ca en tredjedel av dessa handlar om bemötande och kommunikation. Många som arbetar inom barnsjukvården uttrycker osäkerhet kring hur de ska hantera känsliga samtal och svåra situationer, speciellt där det uppstår starka känslor och konflikter. Sjukvårdspersonal som har fått träning i kommunikation uttrycker å andra sidan mer tillfredsställelse med arbetet och större trygghet i sin yrkesroll.

Inga och hennes kollegor har gått utbildning i validerande kommunikation. De märker snabbt att det hjälper dem att lugna oroliga föräldrar, och att det blir lättare för dem att reda ut konflikter som uppstår, utan att de eskalerar.

På arbetsplatser där man arbetar systematiskt med kommunikation för att skapa tillit och förbereda barn för procedurer har jag fått berättat för mig att den extra tid det tar betalar sig. Fler undersökningar går att genomföra på ett lugnt och säkert sätt och det blir färre rädda barn som skapar mycket hög stress och personalkrävande situationer. De beskriver också att arbetet blir roligare och att det blir mer högt i tak för att våga be om hjälp eller att prata med varandra om vad man upplever som utmanande.

Per arbetar på barnakuten. Han har fått träning i att skapa kontakt med barn och att engagera dem på ett sätt som hjälper dem att hantera oro och smärta. Varje dag har han med sig positiva minnen av barn han lekt med, och som blivit stolta när de klarat av något svårt.

Litteratur

Fossum, B., (2019). Klagomål och missnöje med vården – hur kommunicerar vi då? I B. Fossum (Red.), *Kommunikation Samtal och bemötande i vården,* (3 uppl., s. 185–212). Studentlitteratur.

Krauss, B.A., Leroy, P.L., Krauss, B.S. (2021). Managing Emotion in Medical Encounters with Children. I R. Schwartz, J.A. Hall & L.G. Osterberg (Red.), *Emotion in the Clinical Encounter,* (s. 209–238). McGraw Hill.

Linton, S.J., Flink, I.K., Nilsson, E., Edlund, S. (2017). Can training in empathetic validation improve medical students' communication with patients suffering pain? A test of concept. *Pain Reports, 2*(3), e600.

Mikhailovich, K., & Morrison, P. (2007). Discussing childhood overweight and obesity with parents: a health communication dilemma. *Journal of child health care: for professionals working with children in the hospital and community, 11*(4), 311–322.

Schwartz, R., Hall, J.A., Osterberg, L.G. (2021). Emotions in 21st-Century Humanistic Medicine. I R. Schwartz, J.A. Hall & L.G. Osterberg (Red.), *Emotion in the Clinical Encounter,* (s. 209–238). McGraw Hill.

DEL 2 Varför är det så svårt?

Även om de flesta som arbetar inom barnsjukvården inser vikten av god kommunikation och anstränger sig för att bygga upp goda relationer till barn och föräldrar, upplevs det många gånger som svårt. Det finns omständigheter som gör uppdraget inom barnsjukvården mer utmanande än inom andra områden, och att förstå dem kan vara till hjälp om vi vill utveckla våra kommunikationsfärdigheter. I bokens andra del kommer jag att beskriva några av de omständigheter som gör just barnsjukvården extra utmanande. Jag kommer också ge exempel på situationer där svårigheter brukar uppstå.

Barns lidande väcker känslor

I barnsjukvården är känslor ständigt närvarande. Att barn ska ha det bra och inte lida är viktigt för de flesta, och förmodligen evolutionärt kopplat till vårt behov av att skydda vår avkomma och artens fortlevnad. Att arbeta i barnsjukvården är att göra ett viktigt arbete, och ger ofta en stark känsla av mening och glädje. Det innebär emellertid också att behöva konfronteras med situationer där barn har det svårt, och där vården inte alltid räcker till för att bota och lindra. Klyftan mellan det vi önskar för barn och den verklighet vi möter i vården, väcker ofrånkomligen starka känslor hos alla inblandade. Samtidigt förväntas vi som arbetar i vården att stödja barn och föräldrar i deras känslomässiga reaktioner på ett professionellt sätt.

Som vårdpersonal upplever vi ibland samma känslor som de barn och föräldrar vi möter, ibland andra, men känslomässiga reaktioner är något som alla har, även om människor upplever och uttrycker känslor på olika sätt. Att förstå något om varför vi har känslor och hur de fungerar hjälper oss att hantera dem. En allmän förståelse av känslornas natur är också till hjälp när vi behöver hantera laddade situationer. Alla känslor fyller en funktion, i och med att de talar om, för oss själva och andra, vad som är viktigt och värdefullt för oss. Man kan se känslouttryck som en del av vårt kommunikationssystem, till exempel kring vad vi behöver mer av, eller vad vi upplever att vi måste skydda oss emot. Starka negativa känslor kan upplevas obehagliga, och vissa känsloupplevelser kan vi ha svårare att acceptera hos oss själva och hos andra, men de innehåller samtidigt värdefull information. I människans tidiga historia var förmågan att reagera snabbt på hot helt nödvändig för överlevnad, och vårt känslosystem är präglat av det. Det ligger i känslornas natur att de driver oss mot handling, och vår spontana reaktion på obehagliga känslor är ofta att snabbt handla för att komma bort från det som hotar, och därmed bli av med känslan. Problemet är att den moderna människans utmaningar ser väldigt annorlunda ut jämfört med forntidens.

De är mer komplexa och innebär sällan akut fara. Ofta kräver de att vi kan stanna upp och stå ut med känslan, medan vi utvärderar situationen, eftersom akut avvärjande av hotet inte alltid är det mest effektiva handlandet.

Forskning kring känslor i vårdsituationer visar att både patienter och vårdgivare upplever och uttrycker känslor i vårdmöten, och att de hela tiden läser av varandras känslor och agerar utifrån dem. Vårdpersonal är enligt denna forskning inte alltid medveten om sina egna känslor, och uttrycker ofta osäkerhet inför att hantera starka känslor hos andra. Därför behöver vi öva oss i att känna igen och hantera känslor, utan att låta dem styra vårt agerande. Om vi inte har fått öva oss på detta ökar risken för att vi i vårt arbete agerar ogenomtänkt för att få känslor att snabbt försvinna, snarare än att ta hand om dem, vilket kan innebära ett hinder för att skapa goda relationer. I barnsjukvården kan det till exempel vara att vi säger ifrån till ett barn som är ångestfyllt och protesterar i stället för att lyssna och lugna, eller att vi säger åt en ledsen förälder att lugna ner sig och försöka tänka positivt, utan att visa förståelse för dennas oro. Denna typ av kommunikation kan fungera i stunden för att få andra att sluta uttrycka sina känslor, något som kan upplevas som en lättnad för den som känner sig osäker eller överväldigad. Den fungerar sämre om vi vill hjälpa andra att hantera känslor eller om vi vill visa empati, och kan lätt leda till att andra känner sig missförstådda. På sikt innebär den sortens kommunikation oftast att tilliten minskar, och att samarbetet försvåras.

En annan vanlig konsekvens av vår osäkerhet inför starka känslor är att vi helt enkelt undviker att kommunicera sådant som riskerar att väcka känslor hos oss själva eller andra. Vi kan vara rädda att förvärra situationen för andra med våra egna känslor och vi kan vara rädda att vi ska bli oprofessionella om vi överväldigas av starka känslor.

Det har framkommit att alla möjligheter att behandla Ingrids cancer är uttömda och att vården från och med nu kan anses som palliativ. Alla på vårdavdelningen är starkt berörda. Ingrid, nio år, känner att sköterskorna tittar ledset på henne och att alla verkar extra snälla, men eftersom ingen vill göra Ingrid ledsen är det ingen som berättar för henne vad som är sagt om prognosen.

I exemplet ovan är det lätt att förstå känslorna som uppstår och att alla blir berörda. Känslor av oro, sorg och maktlöshet finns hos de flesta när barn blir svårt sjuka. Hos barnen själva, som lyfts ur sin kända vardag och tvingas gå igenom undersökningar och behandlingar utan att veta hur det ska sluta. Hos föräldrarna vars tillvaro också förändras genomgripande och som står inför hotet att förlora sitt barn. Hos läkare och vårdpersonal, som känner ansvar och som kanske inte lyckas bota. Alla inblandade kan känna oro för varandra, och det är inte ovanligt att både barn och vuxna på olika sätt försöker skydda varandra genom att undvika att prata om det svåra. För personalen innebär det en ytterligare utmaning att uppleva känslor i en situation där vi förväntas vara professionella. Även när vi accepterar att känslorna finns och kan sätta ord på dem, kan det vara svårt att veta hur vi ska förhålla oss till dem.

Psykologen Christina Renlund har skrivit flera böcker om samtal med barn. Hon beskriver att det finns två fallgropar som vuxna lätt hamnar i när barn drabbas av sjukdom eller andra svårigheter. Den ena är att de egna känslorna kring situationen helt tar överhanden och skymmer behoven hos barnet. När vi övermannas av våra egna känslor inför en situation är det lätt att vi slutar ställa frågor och lyssna på den som faktiskt är drabbad. Vårt omhändertagande blir då mer styrt av det vi själva tänker att barnet och föräldrarna behöver än det de faktiskt önskar i en svår situation. Den andra fallgropen är att vi, i önskan att skydda, undviker att prata om sådant som vi tror kan väcka känslor. Konsekvensen av det blir lätt som i exemplet: Ingrid uppfattar att det är något som inte står rätt till, men vet inte vad. Antingen förstår hon varför, men blir lämnad ensam med sina känslor, då det är svårt att prata om något som ingen annan pratar om. Eller så förstår hon inte, och blir då utlämnad till fantasier om vad det kan handla om.

Känslor av oro, sorg och maktlöshet kan alltså skapa problem i kommunikationen, men brukar ändå kunna gå att både bära och dela om det finns en trygg situation. När känslorna får uttryckas, och kan delas med andra, blir det ofta en styrka som bär i det som är svårt. Med andra känslor kan det kännas mer komplicerat:

Elof, fyra år, behöver komma till sjukhuset för att ta prover. Han är rädd och arg och det är svårt att sticka honom. Man får göra många försök och alla är utmattade när familjen går därifrån. Efteråt pratar personalen om att föräldrarna är så passiva och att de borde sätta bättre gränser för Elof. Nästa gång Elof kommer är det samma sak. Hans mamma vet inte riktigt hur hon ska göra och sköterskorna tittar irriterat på henne, så hon håller sig lite i skymundan.

I det här exemplet pågår en interaktion där de olika parterna upplever att något som är viktigt för dem hotas av de andras agerande, och att de därför inte lyckas, upplevelser som väcker känslor av ilska, skuld och skam. Elof känner sin trygghet hotad av situationen. Vårdpersonalen känner att deras möjligheter att hjälpa Elof och att göra ett bra jobb hotas av hans och mammans agerande. Mamman känner kanske att hennes föräldraförmåga blir ifrågasatt, samtidigt som hon känner att Elofs välmående är hotat, och att hon inte fått vara delaktig. Det är lätt att utifrån se och föreställa sig att de alla på olika sätt känner sig misslyckade. Vi vet att känslor har en tendens att smitta mellan personer och att de säkert alla känt av varandras känslor, men de har troligtvis inte talat om det för varandra. Nästa gång de ses kommer de att vara präglade av den tidigare erfarenheten, och det är stor risk att problemen förstärks.

Ilska, skuld och skam är känslor som de flesta har svårt att hantera, både hos andra och hos sig själva. Ilska driver oss mot att gå till attack och det innebär alltid en utmaning för en relation. När andra blir arga, blir vi lätt arga tillbaka, eller så blir vi oroliga och drar oss undan. Känslan av skuld infinner sig när vi upplever att vi har gjort fel, eller misslyckats på något sätt. I bästa fall är skuldkänslor hjälpsamma, eftersom de innebär en drivkraft att ta ansvar för det som blivit fel och att ställa till rätta. Det är dock vanligt att vi i stället agerar för att snabbt bli av med känslan av skuld, och det absolut vanligaste sättet är att försöka lägga skulden på någon annan. Skam är känslan som väcks när vi kopplar skuld eller misslyckande till vår person eller identitet. Skam är en stark och mycket obehaglig känsla. Den innebär nästan alltid ett hot mot goda relationer, eftersom den uppfyller människor på ett sätt som gör att de bara fokuserar på känslan. Antingen genom att vända sig inåt med självanklagelser och dra sig undan från andra, eller genom att anklaga någon annan och på så vis undvika den egna skammen. I exemplet ovan kan man tänka sig att både mamman och vårdpersonalen kanske känner skam över att inte ha kunnat genomföra undersökningen på ett sätt som inte innebar obehag för Elof. Att bli arg i en situation där man förväntas vara empatisk och omvårdande kan väcka skam hos vårdpersonal. Elof själv kan också känna skam om han tolkar de vuxnas känslor som att det är något fel på honom, en reaktion som är vanlig hos barn, och som kommer att prägla hans minnen av situationen.

En annan upplevelse som är vanlig i barnsjukvården, och som väcker känslor, är upplevelsen av ovisshet. Sjukdom innebär ofta ovisshet för såväl barn som föräldrar och vårdpersonal. Att inte veta vad som är fel. Att vänta på besked. Att inte veta om behandlingen kommer att fungera. Att inte veta vad som blir bäst, eller hur det kommer att gå. Att gå i ovisshet är ett mycket energikrävande tillstånd. Det innebär i sig själv en maktlöshet, eftersom det inte går att ställa in sig på någon handlingsväg.

Anton, tre år, får återkommande kräkningar. Man gör en mängd undersökningar utan att hitta något fel, eller någon förklaring. Antons mamma blir alltmer orolig och är säker på att läkarna har missat någon allvarlig sjukdom. Antons pappa fokuserar alltmer på sitt jobb och följer inte längre med på läkarbesöken. Läkaren säger flera gånger till Antons mamma att det inte är något fel på Anton och att hon borde lugna sig, men då blir mamman ledsen och arg. Hon säger att hon inte känner sig trodd, och att hon inte tycker att hon får någon hjälp.

Maktlösheten som skapas av ovisshet är en existentiell utmaning för både barn, föräldrar och vårdpersonal. Enligt min erfarenhet hanterar många människor ovisshet genom att fokusera på ytterligheter. Vissa målar upp katastrofscenarion för att förbereda sig på det värsta, andra bestämmer sig för att det kommer att gå bra, och har svårt att hantera andras oro eller frågor. Våra skilda sätt att hantera ovisshet kan göra att vi har svårt att förstå varandra. För oss vårdpersonal kan det också vara krävande att inte veta, eftersom det finns en förväntan att det är vi som ska komma med svar och lösningar. Om ett barn eller en förälder uttrycker stor osäkerhet är det lätt hänt att vi försöker lugna genom att förminska den ovisshet som kanske finns, i stället för att erkänna den. När vi själva inte riktigt vet vad vi ska göra blir vi lätt frestade att föreslå lösningar som inte är genomtänkta eller relevanta, eftersom vi gärna vill känna att vi har kunnat göra något.

Vi kan inte välja våra känslor, och det är viktigt att vi som vårdpersonal ser att det som händer i vården väcker känslor även hos oss. Om vi inte gör det blir det svårare för oss att upptäcka när våra känslor styr vårt agerande eller påverkar andra. Om vi har en kultur där det inte är tillåtet att erkänna och uttrycka känslor inför det vi möter i arbetet, är det större risk att känslorna i sig väcker skam. En viktig del av att utveckla sitt sätt att kommunicera är därför att utveckla sin förmåga att känna igen och sätta ord på sina egna känslor, men att inte låta sig styras av dem. I krissituationer blir den här förmågan nedsatt. Därför är det oerhört värdefullt med handledning och möjlighet att regelbundet få reflektera tillsammans med kollegor kring situationer som väcker känslor.

Litteratur

Björk, M. (2008). *LIVING WITH CHILDHOOD CANCER – Family Members' Experiences and Needs*. [Doktorsavhandling, Lunds Universitet].

Forsner, M. (2006). *Att vara barn i sjukdom och sjukvård – barns berättelser om sina upplevelser av sjukdom och sjukvårdsrädsla.* [Doktorsavhandling, Umeå Universitet].

Fossum, B. (2019). Kommunikation och bemötande. I B. Fossum (Red.), *Kommunikation Samtal och bemötande i vården*, (3 uppl., s. 27–76). Studentlitteratur.

Gilliam, B-M. (2020). *Barns delaktighet i pediatrisk vård – perspektiv, erfarenheter och möjligheter till förändring utifrån barn med långvarig sjukdom.* [Doktorsavhandling, Halmstad Universitet].

Gross, J. J. (2014). Emotion regulation: Conceptual and empirical foundations. I J. J. Gross (Red.), *Handbook of emotion regulation*, (s. 3–20). The Guilford Press.

Lazarus, R.S. (1991). *Emotion and adaptation.* Oxford University Press.

McMurtry, M. C., Chambers, C. T., McGrath, P. J., & Asp, E. (2010). When »don't worry« communicates fear: Children's perceptions of parental reassurance and distraction during a painful medical procedure. *Pain, 150*(1), 52–58.

Nationellt kompetenscentrum anhöriga. (2022, 9 februari). *Såg att pappa var ledsen.* Opratat.se. https://anhoriga.se/opratat/alla-berattelser/barn/sag-att-pappa-var-ledsen/

Renlund, C., (2007). *Doktorn kunde inte riktigt laga mig.* Gothia förlag.

Risholm Mothander, P., Broberg, A. (2018). *Att möta små barn och deras föräldrar i vården. Om anknytning, utveckling och samspel.* Natur & Kultur.

Schwartz, R., Hall, J.A., Osterberg, L.G. (2021). Emotions in 21st-Century Humanistic Medicine. I R. Schwartz, J.A. Hall & L.G. Osterberg (Red.), *Emotion in the Clinical Encounter* (s. 209–238). McGraw Hill.

Shiota, M.N., Pages, E.B., Bednarek, P.H. (2021). The Functions of Emotion: Evolutionary and Social Perspectives. I R. Schwartz, J.A. Hall & L.G. Osterberg (Red.), *Emotion in the Clinical Encounter* (s. 27–50). McGraw Hill.

Son, H., Haase, J. E., & Docherty, S. L. (2023). The Concept of Double Protection in the Childhood Cancer Context. *Cancer nursing, 46*(5), 335–343.

Tangney, J.P., Dearing, R.L. (2003). *Shame and guilt.* The Guilford Press.

Traeger, A. C., O'Hagan, E. T., Cashin, A., & McAuley, J. H. (2017). Reassurance for patients with non-specific conditions – a user's guide. *Brazilian journal of physical therapy, 21*(1), 1–6.

Barns rätt och det som ändå måste göras

Ett av de allra största dilemmana för oss som arbetar i barnsjukvården är, att det vi ibland måste göra för att rädda barns liv och bota sjukdom, samtidigt kan innebära att vi kränker deras rättigheter och utsätter dem för obehag. Det är så vanligt att behöva göra saker mot barns vilja att det oftast ses som en naturlig och oundviklig del av vården. Ett bra exempel på detta är den slogan som användes av en stor insamlingskampanj för läkare i världen: »Make a child cry – save her life«. Det finns akuta situationer i barnsjukvården när vi behöver sätta barnets rätt till liv eller allvarliga hälsokonsekvenser före barnets rätt till självbestämmande, och där det inte finns någon annan väg än att kanske tvinga eller hålla fast barnet. Sådana situationer innebär emellertid stor risk att barn påverkas negativt på ett sätt som kan få lång-siktiga negativa konsekvenser för deras hälsa. Det är tyvärr vanligt att tvång och fasthållning används rutinmässigt även i situationer som inte är akuta eller livsnödvändiga, och där det psykiska obehaget överstiger den fysiska nyttan. Även om nästan alla som arbetar i vården vill barn väl och har ett stort engagemang i barns bästa, är det en stor utmaning att hitta andra vägar.

Både i Sverige och internationellt har man under lång tid uppmärksammat och arbetat för att stärka barns rättigheter. Detta har också fått konsekvenser för hur man ser på barnsjukvård. FN:s barnkonvention slår fast både barns rätt till överlevnad, och deras rätt att skyddas mot fysisk och psykisk skada. Enligt barnkonventionen som blev lag i Sverige 2020, har barn rätt att vara delaktiga i beslut som rör dem, och även rätt till ett visst självbestämmande utifrån sin mognadsnivå. Redan 1980 bildades NOBAB, (Nordiskt nätverk för barn och ungas rätt och behov inom hälso- och sjukvård). NOBAB har tagit fram en standard med stöd av barnkonventionen med ett antal punkter, som finns på många barnsjukhus och barnmottagningar idag. I de-cember 2022 färdigställdes även ISupport standards (International collabo-rative standards to Support paediatric patients during clinical procedures, reducing harm and establishing trust), en internationell standard som bygger på ett mångårigt arbete som involverat forskare, kliniker, barn och föräldrar (2023 översattes den även till svenska). ISupport standards bygger också på barnkonventionen, men har ett tydligt fokus på sjukvårdsprocedurer. Den betonar att barns fysiska och psykiska välmående måste prioriteras i alla sjukvårdssituationer och att tvång endast ska användas när det finns fara för barnets liv, eller när det finns risk för allvarliga konsekvenser för barnet om inte proceduren genomförs akut.

Att barns rättigheter rutinmässigt åsidosätts har många förklaringar. Tiden är ofta knapp i en stressad sjukvård, och både personal och föräldrar kan vara måna om att det som planerats ska bli gjort. Att barn inte vill är heller inte konstigt. Många barn kopplar sjukvårdssituationer till rädsla och smärta, och de kan ha negativa erfarenheter sedan tidigare. Yngre barn och barn med funktionsnedsättning kan ha svårt att förstå orsaken till att de behöver vård och konsekvenserna av att inte genomföra vården. En annan förklaring är att sjukvårdspersonal inte har tillräcklig kunskap och verktyg för att hjälpa barn genom svåra situationer. Piet Leroy är ledare för PROSA kunskapscentrum, en organisation som arbetar för att sprida kunskap kring hur vi kan minska stress och öka välmående för barn i sjukvården. I samband med en föreläsning på svenska NOBAB:s konferens 2021 beskrev Leroy att det sällan finns en genomtänkt strategi för att hantera barn som inte vill medverka, och att vårdpersonal sällan får systematisk träning i att hjälpa barn i svåra situationer. En viktig del av en sådan strategi är att redan innan en procedur dels ha klargjort för alla inblandade om den är nödvändig eller inte, dels att ha en plan för hur man ska agera om barnet inte vill. När detta saknas är risken stor att man skapar en otydlig situation där barnet kanske uppfattar att det finns ett val, när det egentligen inte gör det, eller att en procedur genomförs i ett för barnet känslomässigt kaos, när det egentligen hade gått att backa.

Ida, sex år, är väldigt rädd och osäker i alla nya situationer och speciellt för sådant som händer på sjukhuset. När hon kommer in för sin undersökning försöker en sköterska få kontakt med henne, men hon blir ledsen och går därifrån. En annan sköterska kommer och försöker avleda med hjälp av leksaker, men Ida blir bara upprörd. Tiden går och alla blir stressade. Idas pappa och sköterskorna försöker argumentera med Ida om att undersökningen måste göras och att det kommer att gå fort, men Ida vill inte lyssna och inte medverka. Till slut måste pappan och en sköterska hålla fast en skrikande Ida, medan doktorn undersöker.

I den här situationen blir tvånget en sista utväg där man först försökt få Ida med sig frivilligt på många sätt, men inte backat när hon tydligt visat att hon inte vill. Man har inte heller haft effektiva strategier för att hjälpa henne att hantera sin rädsla, utan i stället hamnat i argumentation. Resultatet blir en upptrappning av känslor som gör att situationen blir svårhanterlig för alla. Den här typen av berättelse är vanlig hos barn som blivit traumatiserade i vården. Tyvärr är det också en dagligen förekommande situation. Att argumentera och försöka övertala barn är över huvud taget vanskligt, eftersom det kan ge barn en illusion av delaktighet och medbestämmande när de vuxna egentligen redan har bestämt sig, samtidigt som barnet inte får någon hjälp att hantera situationen. Barn som »gett upp« och pressats till att gå med på något mycket obehagligt mot sin vilja kan ibland må lika dåligt som dem som tvingats, då de kan uppleva att de också svikit sig själva.

Att vara tydlig med vilka val och alternativ som faktiskt finns och vad som inte går att välja kan vara tufft. Då kan det vara bra att påminna sig om att något som barn och ungdomar framhåller som viktigt för dem i vården är just ärlighet. Ärlighet handlar om att hjälpa barn och föräldrar att veta vad de kan förvänta sig, men också om att vara öppen för de känslor som uppstår. Barn är väldigt bra på att läsa av vuxnas förväntningar och anpassa sina känslouttryck därefter. Det finns forskning som visar att vårdpersonal hanterar situationer där barn utsätts för tvång eller obehag genom att stänga av sina egna känslor. Det uppstår då en slags empatisk blindhet, en känslomässig obalans där barnen inte får sina känslor speglade av de vuxna. Detta försvårar för barn att hantera och bearbeta situationen eftersom de då blir känslomässigt övergivna. Om vi i stället är ärliga med att situationen väcker obehag hos både barnen och oss själva kan vi dela och hantera de obehagliga känslorna. Maria Forsner skriver i sin avhandling om sjukvårdsrädda barn, att barnen känner sig mer trygga när de får dela sina känslor med personalen.

Nils, som är väldigt sjukvårdsrädd, kommer in akut och behöver ta prover. Medan Nils leker pratar sköterskan med mamman. Hon förklarar för mamman att proceduren är nödvändig, hur proceduren ser ut, och hur mamman kan hjälpa till på bästa sätt. Sen frågar sköterskan Nils mamma vad som brukar fungera bäst för honom i liknande situationer och mamman ger tips. Innan sköterskan påbörjar undersökningen har de kommit fram till en gemensam plan. De förklarar för Nils vad som ska hända och att de kommer att hålla honom. Mamman och sköterskan samarbetar lugnt och metodiskt. Nils blir ledsen, men mamman pratar lugnande med honom. Efteråt får han stanna kvar en liten stund och sköterskan berättar igen vad det var hon gjorde. Hon bekräftar att hon såg att det var jobbigt för Nils. Eftersom Nils behöver följas upp i sjukvården ser man till att det finns en skriftlig plan för att hantera framtida procedurer utan tvång.

Det finns alltså ett stort arbete att göra för att barnkonventionens ideal att undvika onödigt tvång i barnsjukvården, och att ta vara på barns såväl fysiska som psykiska välmående, ska förverkligas, men det finns goda exempel. Oavsett om en vårdprocedur bedöms som nödvändig eller inte, är naturligtvis det allra bästa vi kan göra att så långt som möjligt hjälpa barnet och föräldrarna att hantera sina känslor, och att skapa en situation som är präglad av lugn och tillit. Det finns en hel del kunskap om hur vi kan göra, och det finns anpassade kommunikationsstrategier. I bokens sista del kommer jag att skriva mer om det.

Litteratur

Bray, L., Carter, B., Kiernan, J., Horowicz, E., Dixon, K., Ridley, J., Robinson, C., Simmons, A., Craske, J., Sinha, S., Morton, L., Nafria, B., Forsner, M., Rullander, A. C., Nilsson, S., Darcy, L., Karlsson, K., Hubbuck, C., Brenner, M., Spencer-Little, S., ... Robichaud, F. (2023). Developing rights-based standards for children having tests, treatments, examinations, and interventions: using a collaborative, multi-phased, multi-method, and multi-stakeholder approach to build consensus. *European journal of pediatrics, 182*(10), 4707–4721.

Campaigns of the world. (2015, 9 juli). *Doctors of the World: Make a child cry.* campaignsoftheworld.com. https://campaignsoftheworld.com/print/make-a-child-cry/

Forsner, M. (2006). *Att vara barn i sjukdom och sjukvård – barns berättelser om sina upplevelser av sjukdom och sjukvårdsrädsla* [Doktorsavhandling, Umeå Universitet].

Getting It Right First Time and Every Time; Re-Thinking Children's Rights when They Have a Clinical Procedure. (2021). *Journal of pediatric nursing, 61*, A10–A12.

Isupport. (2023). *Isupport Standard – Barns rättigheter när de är med om undersökningar och behandlingar (en standard utifrån barnkonventionen).* Isupportchildrensrights.com. https://www.isupportchildrensrights.com/swedish-version

Karlsson, K. (2015). *»Jag är rädd, jag vill till mamma«: Yngre barns, föräldrars och sjuksköterskors levda erfarenheter av nålprocedurer i vården.* [Doktorsavhandling, Jönköping University].

Karlsson, K., Darcy, L., & Enskär, K. (2016). The use of restraint when undergoing medical procedures is never supportive from the child's perspective. Nordic Society of Pediatric Oncology Nurses 2016. Presenterad vid Nordic Society of pediatric oncology nurses, Reykjavik, May 27–31, 2016. Hämtad från https://urn.kb.se/resolve?urn=urn:nbn:se:hb:diva-11380

Kazak et al. (2005). An Integrative Model of Pediatric Medical Traumatic Stress. *Journal of pediatric psychology, 31*(4), 343–355.

Leroy, P. L., Costa, L. R., Emmanouil, D., van Beukering, A., & Franck, L. S. (2016). Beyond the drugs: nonpharmacologic strategies to optimize procedural care in children. *Current opinion in anaesthesiology, 29 Suppl 1*, 1–13.

Lombart, B., De Stefano, C., Dupont, D., Nadji, L., & Galinski, M. (2020). Caregivers blinded by the care: A qualitative study of physical restraint in pediatric care. *Nursing ethics, 27*(1), 230–246.

McMurtry, C. M., Pillai Riddell, R., Taddio, A., Racine, N., Asmundson, G. J., Noel, M., Chambers, C. T., Shah, V., & HELPinKids&Adults Team (2015). Far From »Just a Poke«: Common Painful Needle Procedures and the Development of Needle Fear. *The Clinical journal of pain, 31*(10 Suppl), 3–11.

NOBAB Sverige. (1988). *NOBAB:s standard – nordisk standard för barn och ungdomar inom hälso- och sjukvård.* Nobab.se. https://www.nobab.se/_files/ugd/24f0dd_80ad87eeb62f4837a706d8b460510495.pdf

SFS nr: 2018:1197. *Lag (2018:1197) om Förenta nationernas konvention om barnets rättigheter.* https://www.riksdagen.se/sv/dokument-och-lagar/dokument/svensk-forfattningssamling/lag-20181197-om-forenta-nationernas-konvention_sfs-2018-1197/

Socialstyrelsen. (2018). *Att samtala med barn.* [Kunskapsstöd för socialtjänsten, hälso- och sjukvården och tandvården]. https://www.socialstyrelsen.se/globalassets/sharepoint-dokument/artikelkatalog/kunskapsstod/2018-11-14.pdf

Barn i vården är del av en familj

När min mamma var tre år var hon inlagd på sjukhus i en månad med tuberkulos. På den tiden ansågs det bäst att föräldrarna lämnade sitt barn på sjukhuset och sedan lät bli att hälsa på. Föräldrarnas närvaro ansågs störande, inte minst för att barnen tenderade att bli ledsna och oroliga när de kom och gick. Senare kom forskning som visade att många barn som blev lämnade på det sättet utvecklade djupa depressioner och blev traumatiserade. Idag är det en självklarhet att ett barn som ligger inne på sjukhus har med sig minst en förälder eller nära anhörig. Men det är inte bara på sjukhus som barn behöver sina nära omkring sig för att hantera sjukdom. Ju yngre ett barn är, desto mer beroende är det av sina föräldrar. Det är de som tolkar barnet och bestämmer om barnet verkar sjukt eller behöver sjukvård. Utifrån föräldrarnas kunskap om barn och om sjukdom och utifrån deras förmåga att hantera osäkerhet och oro kommer de att fatta beslut om att söka vård för sitt barn. Det hör till undantagen att barn i Sverige går ensamma på läkarbesök, även högt upp i åldrarna. När det gäller behandlingar och livsstilsförändringar som måste hållas i gång under lång tid är det föräldrarna som har den största rollen i att se till att det blir gjort. Det här innebär att när barn är patienter har vi alltid flera personer att förhålla oss till. De kan ha delvis olika behov, men alla är viktiga för att barnen ska få den vård de behöver.

Som jag skrev i förra kapitlet sker ett pågående arbete kring barns egna rättigheter i vården. Där har man särskilt lyft fram barns rätt till delaktighet och att själva få komma till tals. När man har frågat barn om deras upplevelser i vården visar det sig att de önskar att de ska få vara delaktiga i beslut som rör dem, men att de sällan känner att de får vara det. I stället är det vårdpersonal tillsammans med föräldrar som fattar beslut kring vad som ska göras i vården.

Läkarna kommer in till Noahs rum och pratar med föräldrarna om att han kommer att behöva opereras. Noah, 6 år, sitter på sängen med sin iPad och verkar inte lyssna. På kvällen blir han ledsen och säger att han inte vill bli opererad.

I den vanliga sjukvårdsvardagen med brist på både tid och lokaler, är det en ganska vanlig situation att vi pratar med föräldrarna över barnets huvud. Även om vi vet att barn från ganska tidig ålder har en god förmåga att fånga upp både information och känslomässiga stämningar, gör vi lätt misstaget att tro att de inte hör om de inte verkar lyssna. När ett barn hör ett samtal som inte är anpassat efter dem fångar de oftast upp fragment av information, som de sedan skapar sig en egen förståelse av med hjälp av egna erfarenheter och fantasier. En del barn frågar om sådant de inte förstår, men långt ifrån alla. Barn är bra på att läsa av vad vuxna förväntar sig, och de håller vanligtvis tillbaka sina egna tankar och frågor, om de inte tydligt bjuds in att dela med sig. Många barn vill skydda både sig själva och vuxna från jobbiga känslor, och undviker att ta upp sådant som kan göra dem ledsna och oroliga. På så sätt begränsas möjligheten för barn att förstå vad som händer, och att prata om sådant som är viktigt för dem. Om vi på allvar vill göra barn mer delaktiga och ta deras perspektiv tillvara, kräver det att vi kommunicerar direkt och ärligt med dem, men på ett sätt som blir begripligt och hanterbart för dem själva utifrån deras mognadsnivå.

Barns rätt att vara delaktiga behöver balanseras med deras rätt att bli omhändertagna och skyddade av sina föräldrar. För människor i alla åldrar är det en av de viktigaste krishanteringsstrategierna att få ha betydelsefulla personer nära, men för barn är det helt avgörande. Det riktigt lilla barnet har inte själv kapacitet att organisera sina upplevelser eller tillgodose sina egna behov. Det behöver en vuxen för både sin fysiska och sin känslomässiga överlevnad. När vi växer och blir större blir vi mindre hjälplösa, men genom hela livet kommer vi i vissa situationer att behöva söka känslomässigt stöd från någon som står oss nära, och som vi just då upplever som starkare än oss själva. Även om barn vill få bli tillfrågade, vill de också ha rätten att bestämma när de inte vill vara delaktiga och i stället få lämna över ansvaret till de vuxna.

När barn blir sjuka, uppstår utmaningen att föräldrarna behöver vara de som stöttar sitt barn i en situation som samtidigt innebär en allvarlig kris för dem själva. Sjukvården måste ge föräldrarna information och stöd utifrån deras behov, likaväl som vi behöver se barnets. Hur familjens sammanhang ser ut i övrigt påverkar också föräldrarnas förmåga att finnas där för sina sjuka barn, och därför är det något vi behöver känna till och ta hänsyn till.

Yasmin, 12 år, har fått leukemi och är i den första, intensiva delen av behandlingen. Hennes pappa hanterar sin oro genom att googla hela nätterna och sen fråga varje läkare han möter om vad de anser om nya saker han läst. Yasmins mamma är ständigt trött och orolig, och har i den här ansträngande situationen svårt att ta in information. Yasmins lillebror har svår ADHD och skolan ringer till mamman varje dag, eftersom de inte klarar av honom där. Även mormor och farmor ringer Yasmins mamma varje dag och vill höra hur det går för Yasmin. De blir ofta oroliga när Yasmins mamma berättar, och ställer frågor som gör henne ännu mer osäker på vad läkarna egentligen sagt.

I en akut kris är det normalt att reagera. Hur reaktionen ser ut är individuellt, men det är inte ovanligt med starka känslor, att vanliga rutiner rubbas, och att förmågan att ta in information och att fatta beslut försämras. En akut krisreaktion efter en enskild händelse kan vara i några veckor, men när många krisartade händelser händer på kort tid, något som är vanligt när ett barn blir akut sjukt, kan krisreaktionen vara betydligt längre. Ibland behöver vi lägga mycket energi och fokus på att trygga föräldrar i kris, för att de ska kunna uppfylla sin föräldraroll i så stor utsträckning som möjligt. Ibland kan vi kortsiktigt behöva sätta barnets behov åt sidan för att ge föräldrar tid till återhämtning eller möjlighet till egna samtal, där de kan reagera känslomässigt eller ställa svåra frågor. Samtidigt är det viktigt att ge föräldrar möjlighet till delaktighet, eftersom kontrollförlust är en stor del av krisen. Föräldrar till små barn med stora behov beskriver i studier att de skulle önska att de, tillsammans med vårdpersonalen, skapade ett team som samarbetade för barnets bästa. I stället känner de ofta att barnet hamnar i kläm i en dragkamp mellan föräldrar och vårdpersonal, och det gagnar inte barnet. Ibland kan det uppstå situationer där föräldrarnas egna behov verkar överskugga barnets. Då behöver vi i vården stå upp för barnets behov, men vi behöver göra det på ett sätt som är empatiskt gentemot föräldrar i en utsatt situation.

Det är en utmaning att balansera barns egna behov och rättigheter med behoven hos dem barnet är beroende av. Den typen av samtal som upplevs stödjande och viktiga för föräldrar är inte alltid samma som de som upplevs stödjande av barnen. När vi har barnet i rummet måste vi förhålla oss till det i vår kommunikation. Samtidigt behöver vi ha möjlighet att kommunicera direkt med föräldrarna utifrån ett vuxet perspektiv för att de ska få både den information de behöver och det stöd de behöver för att kunna finnas där för barnet och för att samarbeta med vården.

Litteratur

Björk, M. (2008). *LIVING WITH CHILDHOOD CANCER – Family Members' Experiences and Needs.* [Doktorsavhandling, Lunds Universitet].

Bowlby, J. (1951). Maternal care and mental health. *Bulletin of the World Health Organization, 3,* 355–533.

Cahill, P., & Papageorgiou, A. (2007). Triadic communication in the primary care paediatric consultation: a review of the literature. *The British journal of general practice: the journal of the Royal College of General Practitioners, 57*(544), 904–911.

Gilliam, B-M. (2020). *Barns delaktighet i pediatrisk vård – perspektiv, erfarenheter och möjligheter till förändring utifrån barn med långvarig sjukdom.* [Doktorsavhandling, Halmstad Universitet].

Harder, M., Söderbäck, M., & Ranheim, A. (2018). Health care professionals' perspective on children's participation in health care situations: encounters in mutuality and alienation. *International journal of qualitative studies on health and well-being, 13*(1), 1555421.

Hedrenius, S. & Johansson, S. (2013). *Krisstöd vid olyckor, katastrofer och svåra händelser: Att stärka människors motståndskraft.* Natur & Kultur.

Johansson, A. (2019). Att möta och kommunicera med barn och deras föräldrar. I B. Fossum (Red.), *Kommunikation Samtal och bemötande i vården,* (3 uppl., s. 287–307). Studentlitteratur.

Jönsson, L., Lundqvist, P., Tiberg, I., & Hallström, I. (2015). Type 1 diabetes – impact on children and parents at diagnosis and 1 year subsequent to the child's diagnosis. *Scandinavian journal of caring sciences, 29*(1), 126–135.

Lambert, V., Glacken, M., & McCarron, M. (2011). Communication between children and health professionals in a child hospital setting: a Child Transitional Communication Model. *Journal of advanced nursing, 67*(3), 569–582.

Lively, E. J., McAllister, S., & Doeltgen, S. H. (2022). Parents' experiences of their child's transition from tube to oral feeding during an intensive intervention programme. *Child: Care, Health, and Development*, 1– 10.

NOBAB Sverige. (1988). *NOBAB:s standard – nordisk standard för barn och ungdomar inom hälso- och sjukvård*. Nobab.se. https://www.nobab.se/_files/ugd/24f0dd_80ad87eeb62f4837a706d8b460510495.pdf

Power, N., & Franck, L. (2008). Parent participation in the care of hospitalized children: a systematic review. *Journal of advanced nursing, 62*(6), 622–641.

Risholm Mothander, P., Broberg, A. (2018). *Att möta små barn och deras föräldrar i vården. Om anknytning, utveckling och samspel*. Natur & Kultur.

SFS 1949:341. *Föräldrabalk*. https://www.riksdagen.se/sv/dokument-och-lagar/dokument/svensk-forfattningssamling/foraldrabalk-1949381_sfs-1949-381/#K6

Socialstyrelsen. (2018). *Att samtala med barn*. [Kunskapsstöd för socialtjänsten, hälso- och sjukvården och tandvården]. https://www.socialstyrelsen.se/globalassets/sharepoint-dokument/artikelkatalog/kunskapsstod/2018-11-14.pdf

Söderbäck, M., (2014). Barns och ungas delaktighet. I M. Söderbäck (red.), *Kommunikation med barn och unga i vården*. (s. 34–43). Liber.

Barn är olika

I förra kapitlet skrev jag att vi i barnsjukvården behöver lära oss att kommunicera på ett anpassat sätt med både barn och föräldrar. Nästa utmaning blir då att barn inte är en homogen grupp. Definitionen på barn enligt barnkonventionen är människor som inte ännu fyllt 18 år. Barn har som alla människor olika temperament och personlighet, men de går dessutom igenom en stor utveckling från födsel till vuxenblivande. Barns behov skiftar genom olika utvecklingsfaser, liksom förmågan att förstå och att uttrycka sig. I olika åldrar ser också relationen till föräldrarna olika ut. Barn med vissa funktionsnedsättningar eller annat modersmål än svenska kan ha svårigheter både att förstå vad vi kommunicerar och att själva kommunicera, men lagen säger att de har samma rättigheter som andra barn. Barn som har kontakt med sjukvården under lång tid hinner passera flera olika utvecklingsfaser. Utifrån nya förmågor och nya behov, kan barn uppleva välkända situationer på ett nytt sätt och reagera annorlunda än tidigare.

Alva har en medfödd sjukdom som gör att hon behöver komma till sjukhuset regelbundet. Hon har alltid varit tapper och duktig vid alla undersökningar och inte klagat. När hon är fem har hon fått nog. Hon talar om för sina föräldrar att hon inte vill mer. Hon vill inte titta på läkaren när han pratar med henne, och hon skriker och sparkar när hon ska undersökas.

Petter är 14 år. Han har migrän och har mycket skolfrånvaro. Han har redan provat ett antal olika mediciner och inget verkar hjälpa. Vid läkarbesöken är det alltid hans mamma som pratar. Petter själv sitter tyst och tittar i sin mobil. När läkaren ställer frågor till honom svarar han att han inte vet och när mamman försöker få honom att medverka fräser han bara åt henne. Han protesterar inte när läkaren föreslår en ny medicin och att Petter ska försöka träna regelbundet, men ingen förändring sker.

Det gäller för omgivningen att följa med barnen i sin utveckling och att se att barnets känslor och prioriteringar kan ändras längs vägen. Med ett utvecklingsperspektiv kan det vara lättare att förstå beteenden som annars verkar svårbegripliga. Här nedan kommer en grov översikt över barns utveckling i olika åldrar, men det är viktigt att komma ihåg att det här är en förenkling av verkligheten, och att barns utvecklingsfaser inte är något statiskt. De överlappar varandra, och de infaller inte exakt samtidigt för alla barn. Olika omständigheter som till exempel kriser och sjukdom kan också göra att barn tillfälligt går tillbaka i utvecklingen.

Spädbarn och småbarn (0–2)

De allra minsta barnen kan inte kommunicera med ord, men de visar sina behov genom bland annat kroppsspråk, ansiktsuttryck och skrik. På samma sätt förstår de inte genom ord, utan genom kroppsspråk, beröring och röstläge. Även mycket små barn har en förmåga att känna av känslomässiga stämningar och om något i omgivningen förändras, även känslomässigt. Barns förmåga att förstå kommer ofta innan de själva kan börja uttrycka sig, även om den tidiga förståelsen är konkret och rör sig kring det barnen upplever här och nu. Spädbarn är beroende av vuxna för sin fysiska omvårdnad, men också för att sortera och hantera sina upplevelser och känslor. Genom att de vuxna tolkar och sätter ord på barns upplevelser och känslouttryck får barnen efter hand egna ord och nya möjligheter att uttrycka sig.

Förskolebarn (3–6)

I förskoleåldern utvecklas barns språk och deras förmåga att berätta vad de vill eller vad de har varit med om, men det är fantasin och leken, snarare än samtalet, som är deras viktigaste kanal för att bearbeta upplevelser och känslor. De kan heller inte alltid sätta ord på exakt vad de tycker är jobbigt utan visar oftast sina känslor genom att agera, något som ibland tolkas som dåligt uppförande. Barn i förskoleåldern förstår världen utifrån sina egna upplevelser, men dessa kan blandas med fantasier som ibland kan vara hjälpsamma och ibland skrämmande. För förskolebarn kan det vara mer skrämmande att tillvaron eller kroppen förändras konkret här och nu, än prognos och långsiktiga konsekvenser av sjukdom. Detta då de har begränsad förmåga att tänka kring hur det skulle kunna ha varit eller hur det skulle kunna bli. I förskoleåldern börjar barn få en viss förståelse för begrepp som kön och döden, men de uppfattar från början inte dessa som något konstant. Föräldrarna är fortsatt mycket viktiga som trygg bas och som uttolkare av barnets upplevelser, men barnen har också ett eget behov av att få enkla förklaringar utifrån det konkreta och att få möjlighet att få vara med och fatta vissa enklare beslut.

Tidig skolålder (7–12)

I tidig skolålder utvecklas barns kognitiva och sociala förmåga, vilket gör att de får andra möjligheter att jämföra. De kan jämföra sin egen situation med andras, de kan jämföra nuet med hur det varit innan, och de börjar kunna föreställa sig framtiden. I tidig skolålder ökar barns förmåga att förstå fakta och de använder ofta fakta och förnuft för att försöka förstå det som händer. Samtidigt kan förmågan att sätta ord på och hantera känslor vara varierande, och det är inte ovanligt att barn i denna ålder hanterar det som är jobbigt genom att på olika sätt försöka undvika det. Öppna frågor kan vara svåra att svara på och vi kan behöva hjälpa till genom att fråga mer konkret eller använda något slags exempel för att hjälpa barnen att beskriva sin situation. Barn i tidig skolålder kan uppleva stark orättvisa i att vara drabbade av något som inte drabbar andra, men de kan också vara rädda att själva ha skuld i att vara drabbade, då de har svårt att tro på slumpen. Barn som tidigare varit orädda kan plötsligt få ett annat riskmedvetande och bli rädda för katastrofer. Föräldrar är fortsatt viktiga, speciellt i krissituationer, men kompisar och andra vuxna får mer inflytande. Barn i skolåldern förstår att man kan känna en känsla och visa en annan, och de kan försöka anpassa sitt känslouttryck efter omgivningens behov.

Tonåren (12–18)

Under tonåren utvecklas gradvis förmågan att tänka och resonera på ett vuxet sätt, men hjärnans förmåga att hindra impulser och att styra beteende utifrån långsiktiga konsekvenser är inte färdigutvecklad förrän i tjugoårsåldern. Därför kan tonåringar växla mellan barnets och den vuxnes sätt att se på och hantera tillvaron. Tonåringar kan förnuftsmässigt förstå innebörden av en allvarlig eller kronisk sjukdom, men kan ha svårt att i stunden fatta beslut som innebär att välja bort kortsiktig belöning eller det som vännerna förordar. Vissa tonåringar protesterar genom ilska, men de kan också protestera passivt genom att glömma bort saker eller missa besök. I tonåren ökar behovet av att frigöra sig från föräldrarna och andra vuxenauktoriteter och tonåringarnas egna sociala sammanhang blir allt viktigare. Att bli dömd av omgivningen kan för många tonåringar upplevas som ett reellt hot. Samtidigt upplever de allra flesta tonåringar att föräldrarna är ett viktigt stöd i kris, men de vill själva kunna välja när föräldrarna ska vara med eller inte. Det kan fortsatt vara svårt att svara på öppna frågor och tonåringar kan välja att undvika en situation om den känns pressande eller om de känner sig dömda. Mot slutet av tonåren ökar mognaden och ansvarskänslan. Förståelsen för vad sjukdom kan innebära i ett livslångt perspektiv kan skapa tankar och känslor kring identitet och kring hur livet kommer att bli.

Barn med funktionsnedsättning

Inez är elva år och har epilepsi och ADHD. När hon är med på läkarbesök försöker läkaren prata direkt till henne, men hon tröttnar fort och vill helst sitta med mobilen. Föräldrarna berättar att de bråkar varje dag om att ta medicinerna och att alla blir utmattade. Läkaren förklarar än en gång för Inez hur viktigt det är att hon tar sina mediciner. Nästa gång hon kommer minns Inez inte alls vad de pratat om sist.

Olof är sju år och har en CP-skada och en lindrig intellektuell funktionsnedsättning. Han kan inte prata, men han kan en hel del teckenspråk och har en pekskärm som han kan använda för att kommunicera med. När han kommer med sin pappa till barnmottagningen pratar läkaren länge med pappan om hur det går för Olof, och om olika mediciner. Det är mycket som behöver diskuteras och det finns inte riktigt tid att ta fram pekskärmen.

Funktionsnedsättningar kan vara synliga eller osynliga, och de är inte alltid kända av vården. Bristande kunskap tar sig uttryck i att barn med funktionsnedsättningar ofta upplever att de blir osynliggjorda i vården. Både kända och okända funktionsnedsättningar innebär en ökad risk för att barnens rättigheter åsidosätts, speciellt om det saknas kunskap och möjlighet till anpassningar. Hos barn med intellektuella eller neuropsykiatriska funktionsnedsättningar kan den intellektuella och känslomässiga mognaden skilja sig från den kronologiska åldern. Hos barn med kommunikativa funktionsnedsättningar kan specialkunskap behövas för att kunna ge information som barnen förstår, och för att de själva ska kunna förmedla sig. Inom barnsjukvården är det vanligt att ansvaret att föra fram barnens särskilda behov hamnar på föräldrarna. Föräldrar till barn med funktionsnedsättning är ofta belastade på grund av den roll de behöver inta som kunskapsbärare och samordnare för alla kontakter kring barnet, och de har en ökad risk för utmattning. Samtidigt kan de ha en ökad vana att hantera sjukdom och kriser. Funktionsnedsättning kan skapa ett större beroende mellan barn och föräldrar. I sjukvården behöver vi göra vad vi kan för att hjälpa barn att själva förstå och att kommunicera sina behov, men vi behöver också förhålla oss till att det för många barn med funktionsnedsättning är föräldrarna som är deras främsta språkrör och trygghet. Ibland måste vi vända oss till föräldrarna först för att få kunskap om hur vi över huvud taget ska kunna närma oss ett barn.

Som vårdpersonal behöver vi alltså ha kunskap om barns behov och förmågor i olika utvecklingsfaser. Vi behöver också ha kunskap om olika funktionsnedsättningar och vad de innebär för barn. Dessutom behöver vi använda den kunskapen i vår dagliga kommunikation med barn och föräldrar.

Litteratur

Bergenek, M. (2022, 2 mars). *Att möta barn med autism i sjukvården*. [Video]. https://www.youtube.com/watch?v=hazVGQLsHoM

Björkman, B. (2014). Kommunikation inför röntgenundersökning. I M. Söderbäck (red.), *Kommunikation med barn och unga i vården*. (s. 121–129). Liber.

Börjesson, M. (2012). *Motivation och medkänsla. Om att samtala med tonåringar.* Studentlitteratur.

Grufman, M. & Krabbe, M. (2014). Kommunikation med tonåringar som söker vård. I M. Söderbäck (red.), *Kommunikation med barn och unga i vården*. (s. 101–118). Liber.

Johansson, A. (2019). Att möta och kommunicera med barn och deras föräldrar. I B. Fossum (Red.), *Kommunikation Samtal och bemötande i vården*, (3 uppl., s. 287–307). Studentlitteratur.

Risholm Mothander, P., Broberg, A. (2018). *Att möta små barn och deras föräldrar i vården. Om anknytning, utveckling och samspel.* Natur & Kultur.

Socialstyrelsen. (2018). *Att samtala med barn.* [Kunskapsstöd för socialtjänsten, hälso- och sjukvården och tandvården]. https://www.socialstyrelsen.se/globalassets/sharepoint-dokument/artikelkatalog/kunskapsstod/2018-11-14.pdf

Torsler Andersson, H. (2019, 6 maj). *Prata med barn om cancer.* Cancerfonden.se. https://www.cancerfonden.se/om-cancer/leva-med-cancer/att-prata-med-barn-pa-deras-niva

Wilder, J. (2014). Kommunikation med barn som har funktionsnedsättning. I M. Söderbäck (red.), *Kommunikation med barn och unga i vården*. (s. 190–200). Liber.

Föräldrar är olika

Precis som barn är olika, är också föräldrar det, och alla sorters föräldrar kommer i kontakt med barnsjukvården. Med många föräldrar är det lätt att skapa goda relationer. Samarbetet flyter på och både vårdgivare och familj känner förtroende för varandra. Med andra föräldrar är det inte lika enkelt att få till en god relation.

Det finns faktorer som gör att vissa föräldrar upplevs som svårare att förstå eller kommunicera med från vårdpersonalens sida. De flesta av oss upplever det som lättare att förstå personer som liknar oss själva. Därför innebär det alltid en utmaning att kommunicera med föräldrar vars bakgrund, utbildningsnivå och livsstil skiljer sig från sjukvårdspersonalens egen. Det är till exempel ett faktum att många föräldrar som är utlandsfödda, eller föräldrar som inte bildat familj inom heteronormen, både upplever och får ett sämre bemötande än andra.

Att få eller att ha ett allvarligt sjukt barn innebär en stor känslomässig kris, men också en förändrad livssituation där ibland stora delar av tillvaron kretsar kring barnets vård. Det innebär en stor påfrestning för alla föräldrar, men det kan finnas individuella skillnader i hur rustade föräldrar är att hantera den.

Zion är för tidigt född och vårdas på sjukhusets neonatalavdelning. Han har redan varit där i några veckor och har många veckor kvar. När han föddes var det oklart om han skulle klara sig. Föräldrarna är trötta och lämnar ofta avdelningen flera timmar i sträck. Personalen oroar sig för att föräldrarna inte ska knyta an till sin son och försöker prata med dem, men då blir de upprörda. Föräldrarna har många frågor, men blir förvirrade och arga, eftersom de tycker att de får motstridiga svar. Det blir mer konflikter med vissa sköterskor och då vill inte föräldrarna att de ska ta hand om deras barn. Det blir

en schism i personalgruppen mellan de som försöker gå föräldrarna tillmötes
och de som tycker att föräldrarna ställer orimliga krav.

En viktig förutsättning för att hantera en utmanande situation och de starka känslor som kommer med den, är att kunna söka och ta emot stöd hos andra. Vi har ett biologiskt nedärvt system för att göra detta, och det är det som kallas anknytningssystemet. Både barn och föräldrar har ett anknytningssystem som aktiveras i kris som gör att de kommer att söka stöd ifrån någon som de upplever som starkare än sig själva. För barnet blir det oftast föräldrarna, men för föräldrarna blir det kanske sjukvårdspersonalen. Anknytningssystemet kan emellertid fungera olika effektivt, och olika människor har olika anknytningsstil, beroende på egna tidiga erfarenheter av samspel med andra. Föräldrar med olika anknytningsstil kan ha olika lätt att lita på andra. Har man en trygg anknytning är det lätt att söka stöd när det är jobbigt och man kan behålla sin tillit till andra även när hinder uppstår i relationen. Har man en otrygg anknytning kan det vara svårare att lita på att andra vill en väl, och man kan ha svårare att kommunicera vilken typ av stöd man behöver. Har man en otrygg anknytning är det större risk att tilliten skadas av misstag och missförstånd. Då ökar risken för situationer som i exemplet ovan.

Det finns två typer av otrygga anknytningsstilar som kan ses som en del av den normala personlighetsvariationen, men som ändå lätt skapar hinder i kommunikationen. Den ena kallas för otrygg ambivalent. En sådan anknytningsstil hos föräldrar kan ta sig uttryck i att de ter sig väldigt hjälpsökande samtidigt som de är kritiska och ifrågasättande, något som kan väcka frustration hos vårdpersonal. Den andra otrygga anknytningsstilen kallas för otrygg undvikande. Föräldrar med undvikande anknytningsstil väcker ofta inte samma direkta frustration hos vårdpersonal, men kan ändå innebära problem på lång sikt. Detta då föräldrar med undvikande anknytningsstil tenderar att vilja sköta sig själva och undvika att be om hjälp om det inte är absolut nödvändigt. Därmed ökar risken för utmattning hos föräldrarna, eller att problem och konflikter inte kommer fram förrän de blivit svårhanterliga.

Ella är två år. Hennes mamma säger alltid att allt är bra när läkaren frågar.
En dag blir Ella inlagd på grund av ett epileptiskt anfall som inte går att

bryta, och Ella hamnar på IVA. Det visar sig att Ella har haft många små anfall hemma, men att föräldrarna tänkt att de inte ville besvära sjukvården i onödan, så de har inte ringt.

Det finns ytterligare en anknytningsstil som kallas desorganiserad. När det gäller de två otrygga anknytningsstilarna följer de vissa mönster som går att förstå och urskilja. Det gör att vi till viss mån kan anpassa vår kommunikation på ett sätt som överbryggar svårigheterna, och skapar trygghet. Den desorganiserade anknytningsstilen är mer kaotisk och kan skifta mellan olika strategier av hjälpsökande och försvar, och är därmed svårare både att förstå och att bemöta. Desorganiserad anknytning är vanligt förekommande vid svårare psykisk ohälsa.

Vi har redan konstaterat att det inte bara innebär en kris att få ett sjukt barn, utan att det också innebär en helt ny roll i en ny värld med nya krav och mycket ansvar. Det är en stor utmaning för de allra flesta att anpassa sig till den rollen, men för föräldrar med psykisk ohälsa och olika typer av funktionsnedsättningar kan utmaningen vara nästan oöverstiglig om de inte får hjälp. Jag har skrivit tidigare om att människor generellt är bra på att snabbt läsa av andra. De flesta är också bra på att läsa av olika situationer och att förstå vad som förväntas av dem, men det finns de som på grund av funktionsnedsättning har svårt med just detta. Det kan innebära att de inte fångar upp kommunikationer och förväntningar som inte uttalas högt. När de sen inte agerar som förväntat kan det skapa frustration.

Peppe ska genomgå desensitiseringsbehandling med sprutor för sin allergi. En sköterska pratar med hans mamma i telefon och beskriver hur det går till och bokar en tid. Hon tar för givet att mamman förstår att hon ska förbereda Peppe på vad som ska hända, men när Peppe och mamman kommer vet han inte alls varför han är där, och behandlingen kan inte påbörjas.

Att som förälder ha en egen psykisk ohälsa eller en funktionsnedsättning innebär inte sällan att ha erfarenhet av problem i relationer. Missförstånd kan uppstå både på grund av egna svårigheter att tolka andra, och på grund av omgivningens fördomar och bristande förståelse. Det är också betydligt mer vanligt att ha erfarenhet av mobbning, kränkningar och övergrepp. Dessa erfarenheter innebär en ökad sårbarhet, både för att uppleva nya kränkningar, och för att faktiskt utsättas för dem, och kan bidra till att man som förälder utvecklar en generell hållning att inte lita på andra för att skydda sig själv och sitt barn. Det kan ta sig uttryck i att en förälder ter sig ovanligt missnöjd och ifrågasättande, och kanske inte följer råd och instruktioner från vården. För andra kan sårbarheten innebära att man som förälder inte alls ställer frågor eller kommunicerar sitt, eller barnets behov, även när det är rimligt att göra det, och att man bränner ut sig när man försöker leva upp till omgivningens förväntningar.

När kommunikationen mellan föräldrar och vårdpersonal av olika anledningar ställs inför utmaningar, blir konsekvensen enligt min erfarenhet tyvärr ofta att föräldrarna av vårdpersonalen uppfattas som besvärliga. Det är naturligt att känna osäkerhet och frustration inför föräldrar som klagar, ifrågasätter, eller bryter mot outsagda normer. Osäkerheten får oss lätt att gå i försvar, och genom att prata om utmaningarna som problem hos föräldrarna, skyddar vi oss själva. Om utmaningarna inte går att övervinna finns dock risken att berättelsen om föräldrarna som besvärliga generaliseras. I stället för att se deras beteende som en del av ett samspel i en viss situation (där även vi som vårdpersonal kan ha bidragit genom vårt agerande), skapas då en stämpel och ett rykte, som sen följer med föräldrarna in i nya situationer och relationer. De negativa förväntningarna som detta leder till, skapar onda cirklar som kan förstärka just de beteenden som upplevdes som besvärliga från början. I värsta fall kan det göra att kommunikationen kollapsar, något som i slutändan alltid innebär en risk för barnet. Även om det är förståeligt att vi ibland går i försvar är det viktigt att vi som vårdpersonal i sådana situationer påminner oss om att det är vi som är de professionella i sammanhanget. Vi har därmed det största ansvaret för kommunikationen, och för att hantera utmanande situationer. En del av det ansvaret är att alltid analysera situationer där någon upplevts besvärlig. Handlar det om en krisreaktion som är naturlig utifrån sammanhanget och vilket stöd kan vi i så fall ge? Handlar det om en förälder som har egna svårigheter och hur kan vi då anpassa situationen? Handlar det om att vi som vårdpersonal inte har kunskap eller förståelse för den vi kommunicerar med på grund av olikheter? Handlar det kanske om föräldrar som egentligen ställer helt rimliga krav som vi på grund av stress och resursbrist inte kan tillgodose? Hur påverkade vårdpersonalens agerande?

Genom att stanna upp och analysera utmanande händelser, vårt eget agerande och våra reaktioner, får vi viktig information som hjälper oss att lösa problem och få ett bättre samspel med föräldrar. Att nyfiket fråga vad det var som hände när något blivit fel, och att ta sig tid att lyssna på svaren, minskar risken att kommunikationsproblem smittar av sig på nya situationer. Det ökar tilliten hos den som känner sig osäker och det motverkar att vi drar förhastade slutsatser om varandra. När vi tar ett professionellt ansvar för kommunikationen, ökar våra möjligheter att påverka och att överbrygga de svårigheter som föräldrar kan ha med sig.

Litteratur

Andersson, S-O. (2019). Mötet och samtalet. I B. Fossum (Red.), *Kommunikation Samtal och bemötande i vården*, (3 uppl., s. 123–156). Studentlitteratur.

Diskrimineringsombudsmannen. (2012). *Rätten till vård på lika villkor.* (R4 2012). https://www.do.se/download/18.277ff225178022473141e31/1618941270686/rapport-ratten-till-sjukvard-lika-villkor.pdf

Hejlskov Elvén, B. (2021). *Lågaffektivt bemötande.* hejlskov.se. https://hejlskov.se/lagaffektivt-bemotande/

Johansson, A. (2019). Att möta och kommunicera med barn och deras föräldrar. I B. Fossum (Red.), *Kommunikation Samtal och bemötande i vården*, (3 uppl., s. 287–307). Studentlitteratur.

Kamen, C. S., Alpert, A., Margolies, L., Griggs, J. J., Darbes, L., Smith-Stoner, M., Lytle, M., Poteat, T., Scout, N., & Norton, S. A. (2019). »Treat us with dignity«: a qualitative study of the experiences and recommendations of lesbian, gay, bisexual, transgender, and queer (LGBTQ) patients with cancer. *Supportive care in cancer: official journal of the Multinational Association of Supportive Care in Cancer, 27*(7), 2525–2532.

Myndigheten för vård- och omsorgsanalys. (2023). *Utrikes födda patienters erfarenheter av vården: en intervjustudie.* (PM 2023:1). https://www.vardanalys.se/digital-publikation/utrikes-fodda-patienters-erfarenheter-av-varden-en-intervjustudie/

Risholm Mothander, P., Broberg, A. (2018). *Att möta små barn och deras föräldrar i vården. Om anknytning, utveckling och samspel.* Natur & Kultur.

Von Below, C., (2022). Teoretiska perspektiv på anknytning vid patientmöten. Varför är vissa så svåra att hjälpa? *Läkartidningen. 119*(21–22).

Wijma, B., Persson, A., Ockander, M., & Brüggemann, J. (2019). Upprepad utsatthet – bakgrund av övergrepp hos kvinnor och män och risken att uppleva kränkningar i vården. *Socialmedicinsk tidskrift*, *96*(4), 499–518.

Wijma, B., Thapar-Björkert, S., Hammarström, N. C., & Swahnberg, K. (2007). Cycles of abuse nurtured by concealment: a clinical report. *Journal of psychosomatic obstetrics and gynaecology*, *28*(3), 155–160.

Egna behov och andras behov

Eftersom vi har konstaterat att goda relationer skapar förutsättningar för bättre sjukvård och hälsa för barn, kan vi dra slutsatsen att det är bra att vården fortfarande till största delen utförs av riktiga människor och inte av AI-robotar. Samtidigt behöver vi vara medvetna om utmaningen det innebär att som vårdpersonal hantera egna känslor och behov, samtidigt som vi har ansvar för andra.

Lotta Landerholm är psykoterapeut och har skrivit boken *Hjälp mig den som kan*, en bok om konsten att ge och ta emot hjälp i professionella relationer. Landerholm beskriver att det, mellan den som söker hjälp och den som ger hjälpen, finns både likheter och olikheter. Likheten ligger i att båda är människor och har likartade känslomässiga och existentiella behov, vilka till stor del formats genom tidiga relationserfarenheter. En likhet är också att det oftast finns en gemensam föreställning om vem det är som ska stå i centrum, och ta emot hjälpen.

Olikheten mellan den som söker hjälp och den som ger hjälpen handlar om att den ena är beroende av något som den andra har, vilket sätter hjälparen i en maktposition. Hjälparen är den som ger, besitter kunskap och som inte behöver dela med sig av sig själv, eller sin egen svaghet. Den som söker hjälp behöver på olika sätt göra sig sårbar, och blir beroende av hur den som förväntas hjälpa hanterar situationen.

Den här rollfördelningen, och maktobalansen som följer med den, påverkar vilka känslomässiga och existentiella behov som kan uppfyllas i relationen. Existentiella behov har nästan alltid två dimensioner som behöver balanseras. Vi har till exempel behov av både att känna oss starka och att få visa vår sårbarhet, både att vara självständiga och att vara beroende, men vi kan ha svårare att acceptera vissa behov än andra. Den som hjälper får ofta möjlighet att känna sig god och kompetent och möjligheten att få den upplevelsen kan vara en drivkraft för att söka sig till vårdande yrken. Rollen som innebär att inte vara behövande kan vara lockande för den som har svårt att acceptera sin egen sårbarhet. Det kan finnas en frestelse att tänka att det handlar om mer än olika roller, och att man som vårdgivare på något mer genomgripande plan skiljer sig från dem som söker hjälp. Enligt min erfarenhet är det en del av sjukvårdskulturen, att till viss mån prata och agera i termer av »vi och dem«. Ibland kanske det är ett nödvändigt försvar för att orka möta svårt sjuka barn, och allt de och deras familjer behöver gå igenom, men det kan också påverka förmågan att sätta sig in i deras situation.

Den som söker hjälp för sig själv eller sitt barn kan få omsorg och visa sin sårbarhet, men känner ofta tydligt av sin beroendeposition och sitt maktunderläge. Vårdpersonalen har makt att bestämma vem som är prioriterad, vems oro som ska tas på allvar, vilka frågor man kan få svar på och när, och vem som anses vara en bra förälder. Längst ner i makthierarkin befinner sig barnen, som, när de behöver sjukvård, får finna sig i att någon annan fattar långtgående beslut över deras liv, kroppar och integritet. I en akut kris kan barn och föräldrar vara väldigt sårbara och ha ett stort behov av omsorg och omhändertagande. Efter hand som ett barns sjukdom blir vardag minskar behovet av omhändertagande. Både barn och föräldrar tillägnar sig ny kunskap och kan efter hand vilja vara delaktiga på ett mer jämlikt sätt med vårdpersonalen, men upplever inte alltid att de får det.

Eltons pappa är välutbildad och påläst. Han har tagit reda på de senaste behandlingsrönen och vill gärna diskutera olika alternativ. Samtalen med honom tar alltid lång tid. Kontaktsköterskan säger att det måste vara jobbigt för honom att ha ett sjukt barn och föreslår att han ska prata med en psykolog.

Den som befinner sig i ett underläge i en relation tenderar att reagera med någon form av motstånd, och den som har en maktposition tenderar att försvara den, oavsett vilken typ av relation det rör sig om. Det är en dynamik som inte alls behöver vara medveten och som inte har något med illvilja att göra, men som ändå påverkar samspelet. I exemplet agerar Eltons pappa på ett sätt som både påverkar maktbalansen och gör det mer otydligt vem som ska räknas som stark och kompetent. Sköterskans svar kan naturligtvis grunda sig i att hon läser av en oro hos pappan som behöver tas omhand, men det innebär samtidigt att hon blockerar en mer jämbördig diskussion och sätter fokus på pappans sårbarhet.

Min erfarenhet är att vi som vårdpersonal ofta underskattar vår maktposition, och därmed kan ha svårt att uppfatta när vi agerar för att försvara den. En av anledningarna är att vi som vårdpersonal ofta känner oss både maktlösa och osäkra, och att vår upplevelse av trygghet och kompetens dagligen hotas av faktorer som ligger bortom vår kontroll. Känslan av maktlöshet över situationen kan öka vårt behov av att hålla fast vid den makt vi har, samtidigt som vårt behov av att känna oss som goda hjälpare kan göra att vi har svårt att erkänna den. När vi agerar utifrån behovet att försvara en maktposition som vi inte är medvetna om kan andras reaktion på agerandet te sig obegriplig. Risken är stor att båda parter känner sig missförstådda och angripna, och att relationen påverkas negativt.

Rollen som hjälpare innebär alltså möjlighet att uppfylla vissa behov, men ställer också höga krav. Trots att vi ofta hanterar väldigt komplexa situationer och problem finns det en stark förväntan att snabbt kunna presentera svar och lösningar. Att säga att vi inte vet, eller att vi behöver mer tid, kan väcka frustration hos barn och föräldrar, men det kan också ge oss en känsla av misslyckande. Drivkraften att i alla fall säga, eller göra, något som hjälper kan göra att vi ibland ger ogenomtänkta råd i komplexa situationer, något som kan kännas bra i stunden, men som ofta försvårar kommunikationen på sikt.

Gustav, fem år, har epilepsi, är väldigt hyperaktiv och äter dåligt. Föräldrarna är utmattade och har svårt att hantera honom. Läkaren tycker också att det är svårt att veta hur man ska hantera situationen, men vill gärna hjälpa till och föreslår att föräldrarna ska göra ett belöningssystem med guldstjärnor hemma när Gustav äter. Vid förra besöket träffade de en sköterska som sa att barn inte svälter i Sverige och att de bara skulle låta Gustav gå hungrig. Innan dess träffade de en dietist som sa att de skulle ge Gustav sådan mat som han gillade. På ett teammöte diskuterar personalen

att Gustavs föräldrar har dålig compliance och att det är jobbigt att de är
så ifrågasättande till råden de får.

I barnsjukvården finns det ofta relativt goda möjligheter för barn och för-
äldrar att få känslomässigt stöd, men inte alls i samma utsträckning regel-
bunden handledning till personal. I yrkesrollen har vi inte samma möjlighet
att få ta emot stöd och omsorg som dem vi vårdar. Om arbetet blir alltför
pressat, eller om vi som vårdpersonal inte får tillräckligt känslomässigt stöd
utanför arbetet, kan det väcka omedveten avundsjuka eller ilska. Känslor
som kan leda till att vi inte orkar lyssna eller förstå, och att vi kanske und-
viker eller avfärdar barn och föräldrar som uttrycker sina behov. Det finns
forskning som visar att vårdpersonal sällan är medvetna om sina egna för-
domar, attityder och känslor. Omedvetenhet om egna känslor och behov
kan göra att vi tolkar relationssvårigheter som något som alltid beror på
barn och föräldrar, utan att se vår egen del. Samma forskning visar att det
går att förbättra kommunikation i vården genom att vårdpersonal får hjälp
att reflektera kring egna känslor utrymme för att få handledning och ge och
ta emot kollegialt stöd.

Litteratur

Andersson, S-O. (2019). Mötet och samtalet. I B. Fossum (Red.), *Kommunikation Samtal och bemötande i vården*, (3 uppl., s. 123–156). Studentlitteratur.

Cahill, P., & Papageorgiou, A. (2007). Triadic communication in the primary care paediatric consultation: a review of the literature. *The British journal of general practice: the journal of the Royal College of General Practitioners, 57*(544), 904–911.

Forsner, M. (2006). *Att vara barn i sjukdom och sjukvård – barns berättelser om sina upplevelser av sjukdom och sjukvårdsrädsla.* [Doktorsavhandling, Umeå Universitet].

Johansson, A. (2019). Att möta och kommunicera med barn och deras föräldrar. I B. Fossum (Red.), *Kommunikation Samtal och bemötande i vården*, (3 uppl., s. 287–307). Studentlitteratur.

Joseph-Williams, N., Edwards, A., & Elwyn, G. (2014). Power imbalance prevents shared decision making. *BMJ (Clinical research ed.), 348*, g3178.

Landerholm, L. (2005). *Hjälp mig den som kan: En bok om konsten att ge och ta emot hjälp.* Natur & Kultur.

Lively, E. J., McAllister, S., & Doeltgen, S. H. (2022). Parents' experiences of their child's transition from tube to oral feeding during an intensive intervention programme. *Child: Care, Health, and Development*, 1–10.

Mikhailovich, K., & Morrison, P. (2007). Discussing childhood overweight and obesity with parents: a health communication dilemma. *Journal of child health care: for professionals working with children in the hospital and community, 11*(4), 311–322.

Vinthagen, S. (2019). Kommunikation ur ett maktperspektiv. I B. Fossum (Red.), *Kommunikation Samtal och bemötande i vården*, (3 uppl., s. 77–111). Studentlitteratur.

Olika outtalade förväntningar

I barnsjukvården möts barn och vuxna med helt olika förväntningar, och oftast helt olika förförståelse. För vårdpersonal är sjukvården en arbetsplats där mycket är rutin och där begreppen är kända. Läkare och sköterskor har träffat många barn, både friska och riktigt sjuka och kan ofta, men inte alltid, avgöra hur ett barn mår utifrån allmäntillståndet. Barn och föräldrar kommer med förhoppning om bot och lindring, men hoppas också ofta på att få en förklaring eller ett svar på varför barnen mår som de gör. De kan ha svårt att veta vad olika begrepp innebär, vad som är rutinundersökningar (som handlar om att utesluta osannolika men ovanliga tillstånd) och vad som är akuta tillstånd. Barn kan ha föreställningar om att sjukvård innebär skrämmande och smärtsamma procedurer och att bli tvingade att göra saker som de inte vill, samtidigt som de missar sitt vanliga liv. De kan också ha förväntningar om att bli särskilt uppmärksammade och att få ha roligt. De kan uppfatta delar av det som sägs och dra egna slutsatser som blandas med egna fantasier och föreställningar. Om det är något jag tycker mig ha lärt mig genom mina erfarenheter både som yrkesverksam inom sjukvården, och som förälder till ett barn i behov av vård, är det hur ofta gapet mellan olika förväntningar skapar frustration hos alla parter.

Ebbe, nio år, ska genomgå en operation. Han är lite orolig och tycker om att få veta vad som ska hända. En sköterska kommer in i rummet och börjar plocka med olika saker. Ebbes mamma ber sköterskan att förklara vad som ska hända. »Javisst, jag ska bara premedicinera först«, säger sköterskan.

Vårdmiljön är på många sätt en värld med eget språk, egna hierarkier och egna rutiner som kan te sig obegripliga för den som kommer utifrån. Problem uppstår när vi som jobbar där glömmer bort att det inte är vardag för alla. Även om vi tänker att vi ska vara tydliga och förbereda är det lätt att missa att förklara sådant som är självklart för oss. Forskning visar också att det som kan uppfattas som en obetydlig detalj för vårdpersonal, kan vara en stor sak för ett barn. Det vardagliga för oss som arbetar inom vården kan göra att vi underskattar hur skrämmande och omtumlande det kan vara för barn och föräldrar. Det är också lätt att glömma att vi befinner oss i en maktposition som påverkar hur vi samspelar.

Det finns många exempel på sådant som vi inte kan ta för givet att andra vet. På en vanlig kallelse till ett vårdbesök står det oftast en tid, en plats och ett namn på den man ska träffa, men bara ibland varför besöket sker, vad det ska handla om, eller vad som kommer att hända där. I bästa fall är det något som föräldrar ändå känner till utifrån att de själva sökt vård för sitt barn eller har blivit informerade om att en remiss skrivits för någon undersökning, men det är inte alltid självklart. Det är än mindre självklart att barnet har fått information och vet vad som ska hända.

När jag själv började arbeta på sjukhus fick jag lära mig vad skillnaden var mellan öppenvård, slutenvård och dagvård. Jag förstod hur schemaläggning av läkare fungerar och att de ofta cirkulerar mellan olika avdelningar och annan tjänstgöring. Jag lärde mig hur journalsystem är uppbyggda, vilken information som samlas och hur mycket av den informationen som en viss vårdgivare i stunden normalt känner till. Jag har lärt mig mycket om skillnaden i roller mellan olika typer av sköterskor och olika typer av läkare. Jag vet nu också att medicinska bedömningar sällan är svartvita, utan just bedömningar. Allt det här har hjälpt mig att förstå till exempel varför man kan uppfatta sjukvården som en egen tidszon där läkaren sällan kommer den tid som var sagd. Varför det ständigt kommer in nya personer på rummet när man är inlagd på sjukhus och varför vissa kan svara på ens frågor och andra inte. Varför man kan få ett svar av en person ena veckan och sedan ett nytt svar nästa vecka. Det här är saker som vi ofta utgår från att barn och föräldrar ska förstå av sig själva, eller så är det något vi över huvud taget inte tänker på. Min erfarenhet som psykolog är dock att den osäkerhet som skapas av att befinna sig i en situation som man inte fullt förstår kan försvåra en krissituation. De flesta familjer har stor nytta av att få en bättre bild av hur systemet fungerar.

I en okänd värld är det också svårt att förstå hur man förväntas samarbeta på bästa sätt. Många barn och vuxna förstår ändå, eftersom de flesta är samarbetsinriktade av naturen och försöker läsa av andras förväntningar, men alla har inte lika lätt för det. I kris är förmågan att läsa av och att leva upp till andras förväntningar begränsad och då måste vi som är professionella stå för tydligheten. Även här är det tyvärr vanligt att vår hemmablindhet gör att vi glömmer både att redogöra för egna förväntningar och att fråga om andras.

För att belysa det här genomförde jag en gång ett rollspel för barnsjuksköterskor som är baserat på en verklig händelse. De fick dela in sig i grupper om tre personer och de fick sedan varsin lapp med följande beskrivningar:

Sköterska

Du är ganska ny på jobbet. Idag ska du undersöka ett barn med en teknisk utrustning som du aldrig har jobbat med förut. Apparaten måste ställas in på ett bestämt sätt för att undersökningen ska kunna genomföras. Hanterandet av apparaten tar ganska mycket av din uppmärksamhet och du är nervös för att göra fel. Då måste ju undersökningen göras om och det finns få tider framöver. Hela dagen har du oroat dig för hur detta ska gå.

Förälder

Du har kommit till sjukhuset med din treåring för att hen ska genomgå en undersökning. Du vet inte riktigt vad som ska hända, men du är orolig för att det ska vara något allvarligt fel med ditt barn. Du oroar dig också för att undersökningen ska vara obehaglig för ditt barn.

Barn

Du är tre år, tycker om att leka och undersöka nya saker. Du tycker inte om att sitta still.

Sen fick de spela upp en liten scen utifrån sina olika roller. Det blev många skratt, men ledde också till ett intressant samtal kring hur frustrerande situationen blev för alla parter och hur de hade förväntningar på förståelse från varandra, förväntningar som inte infriades.

Ett område där vårdens och allmänhetens förväntningar ofta skiljer sig åt på ett sätt som skapar frustration är föreställningen om vad vården faktiskt gör och förmår.

Isak är tolv år. Hans mamma har varit orolig för honom ett tag, eftersom han verkar trött och orkeslös och klagar på ont i magen. De får komma till barnmottagningen, där de träffar en läkare som undersöker och tar en massa prover. Läkaren får svar på proverna, som inte inger misstanke om någon allvarlig sjukdom eller någon av de vanliga sjukdomsorsakerna till trötthet och magsmärta. Han skriver brev hem till familjen att proverna inte visade något och känner sig nöjd med sin insats. Isaks mamma tycker att läkaren var usel, eftersom hon varken har fått svar på varför Isak mår som han gör, eller något botemedel. Isak själv, som inte riktigt vet vilka prover som togs, har hört om en som fick cancer i magen och oroar sig för att han också ska ha det. Ganska snart söker Isaks mamma en annan läkare, eftersom Isak nu har mer ont i sin mage.

Ibland är det som i exemplet ovan, att läkaren ser som sin roll att utesluta sjukdom, medan barn och förälder önskar förståelse och lindring. Det kan också vara att barn och förälder har förväntningar på en medicinsk insats när läkaren har tänkt sig något annat.

Viola, sju år, har haft ont i kroppen länge och det blir bara värre. De har träffat flera läkare som bara säger att det inte är någonting. Nu åker hon och hennes föräldrar till akuten och äntligen är det en läkare som reagerar och säger att Viola ska bli inlagd. Föräldrarna föreställer sig att Viola ska få gå igenom en massa undersökningar och få medicinsk behandling. I stället verkar det inte hända någonting. Det kommer in en läkare och frågar lite om var Viola har ont och hur hon har det i skolan, men sen ser de inte till läkaren mer. Då och då kommer det in nya sköterskor, men de verkar inte veta någonting om vad som ska hända. Nästa dag kommer det in en psykolog. Läkaren kommer inte tillbaka förrän sent på eftermiddagen och då är föräldrarna upprörda och vill åka hem. De känner att ingen tror på att Viola verkligen har ont, eftersom hon inte får hjälp.

Det kan vara svårt för den som inte är medicinskt utbildad att förstå skillnaden mellan farliga och ofarliga symptom, eller att veta vad som går att göra och inte. Exemplet ovan var en vanlig situation på min arbetsplats tills vi började arbeta aktivt med förväntningar. Vi blev bättre på att fråga familjerna vad de förväntade sig, men också på att förklara väldigt tydligt vad som skulle hända och vad syftet var. Barn och föräldrar kan ha orealistiska förväntningar på vad vården ska åstadkomma, vilket ofta beror på bristande kunskap. Oavsett orsaken behöver vi från vårdens sida hjälpa till att tydliggöra och justera förväntningarna för att förebygga besvikelse. Besvikelse kan nämligen vara en psykologisk riskfaktor i sig utifrån det biopsykosociala perspektivet och kan alltså förstärka symptom som till exempel smärta.

Ibland är det vårdens förväntningar som är orealistiska och ställer till problem. Den medicinska modellen som modern västerländsk sjukvård bygger på är i grunden linjär. Den bygger i grunden på idén att läkarens uppgift är att samla in information, ställa diagnos och ordinera behandling. Därefter är det patientens ansvar att göra det som behövs för att behandlingen ska genomföras. Vi använder begreppet compliance, som betyder följsamhet eller lydnad, för att beskriva hur väl en patient följer en ordination. Det speglar synsättet att behandling är något som sker okomplicerat och automatiskt så länge patienten fått rätt information och vill själv. Vi har redan tidigare emellertid konstaterat att behandling av allvarliga och kroniska sjukdomar hos barn är en komplex process som bygger på samarbete. Den innehåller ofta element av både inlärning och motivationsarbete. Det är inte heller bara en patient som har ansvaret för behandlingen utan det är ett delat ansvar mellan föräldrar och barn som är under utveckling. I ett sådant sammanhang kan det bli problematiskt att tänka i termer av compliance, eftersom det ger vid handen att det är ett tecken på misslyckande eller ovilja hos barnet och föräldrarna om de inte uppnått exakt det som vården förväntat sig. Det får oss att fokusera på problemen, vilket försvårar samarbetet och kan få motsatt effekt.

Pernilla är 15 år och har svårt att sköta sin diabetes. Hon tycker att det är pinsamt att kolla blodsockret inför sina kompisar och glömmer lätt bort. Doktorn pratar med henne och pappa om hur viktigt det är att hon kontrollerar sitt blodsocker regelbundet och förklarar vad som kan hända annars. Till nästa läkarbesök anstränger sig Pernilla verkligen. Hon kommer nästan alltid ihåg att kolla blodsockret i skolan, men missar det fortfarande när hon hänger med kompisarna på fritiden. Eftersom Pernilla fortfarande missar att kolla sitt blodsocker är läkaren orolig. Hon låter besviken och håller ännu ett förmanande tal om att Pernilla måste sköta sin diabetes. Pernilla känner sig misslyckad och struntar i att anstränga sig till nästa gång. Pernillas föräldrar tjatar alltmer på henne och det blir bråk flera gånger i veckan runt blodsockret.

Om vi i stället förväntar oss att förändringsarbete är en process som ofta sker i små steg över tid, kan vi lättare se och bekräfta de små framstegen som görs. Det är det som kallas för positiv förstärkning. All beteendevetenskaplig forskning visar att positiv förstärkning är en förutsättning för långsiktig förändring. Det är också något de flesta inom vården är medvetna om, men för att kunna använda positiv förstärkning behöver man ha realistiska förväntningar på vad som går att uppnå, och bekräfta även steg på vägen.

En av de saker som enligt min erfarenhet skapar allra mest frustration mellan människor är när vi förutsätter att någon annan borde förstå något som är självklart för oss själva. Därför är det en oerhört viktig del av kommunikationsarbetet inom barnsjukvården att försöka överbrygga det här gapet mellan förväntningar. Vi behöver reflektera över vad andra kan tänkas förstå och vad vi behöver tydliggöra. Vi måste fråga både oss själva och dem vi möter om förväntningar samt hitta ett sätt att hantera när förväntningarna ser väldigt olika ut. Tydligt uttalade förväntningar underlättar inte bara för föräldrar och barn, utan minskar även belastningen på vårdpersonal.

Litteratur

Arborelius, E., (2001). *Varför gör dom inte som vi säger?? Teori och praktik om att påverka människors levnadsvanor.* Nykopia tryck AB.

Carstens, J. K., Shaw, W. S., Boersma, K., Reme, S. E., Pransky, G., & Linton, S. J. (2014). When the wind goes out of the sail – declining recovery expectations in the first weeks of back pain. *European journal of pain (London, England), 18*(2), 269–278.

Forsner, M. (2006). *Att vara barn i sjukdom och sjukvård – barns berättelser om sina upplevelser av sjukdom och sjukvårdsrädsla.* [Doktorsavhandling, Umeå Universitet].

Gibson C. H. (1995). The process of empowerment in mothers of chronically ill children. *Journal of advanced nursing, 21*(6), 1201–1210.

Levensky, E. R., Forcehimes, A., O'Donohue, W.T., Beitz, K. (2007). Motivational Interviewing: An evidence-based approach to counseling helps patients follow treatment recommendations. *American Journal of Nursing* 107(10), 50–58.

Lööf, G., Andersson-Papadogiannakis, N., & Silén, C. (2019). Children's own perspectives demonstrate the need to improve paediatric perioperative care. *Nursing open, 6*(4), 1363–1371.

National Co-ordinating Centre for NHS Service Delivery and Organization R & D (NCCSDO). (2005). *Concordance, adherence, and compliance in medicine taking.* https://www.ahpo.net/assets/NCCSDO%20Compliance%202005.pdf

Nowicka, P., & Flodmark, C. E. (2011). Family therapy as a model for treating childhood obesity: useful tools for clinicians. *Clinical child psychology and psychiatry, 16*(1), 129–145.

Pendleton, D., Schofield, T., Tate, P. & Havelock, P. (1994) *Konsultationen – kommunikation mellan läkare och patient.* Studentlitteratur.

Ygge, B. M. (2004). *Parental involvement in pediatric hospital care – Implications for Clinical Practice and Quality of Care*. [Doktorsavhandling, Uppsala Universitet].

Vårdens utveckling och organisation

En enorm utmaning för vården är, att den utveckling som gjort att man kan rädda och behandla allt fler barn, samtidigt har gjort vården allt dyrare. För att ekonomiskt klara att erbjuda vård på den mest tekniskt avancerade nivån skapas system som ibland hjälper, men ibland försvårar byggandet av goda relationer.

Exempel på detta är att avancerade operationer och behandlingar sker centralt på regionsjukhus, vilket innebär att barn och familjer behöver byta miljö och bygga nya relationer, ibland flera gånger. Ett annat exempel är att olika team eller subspecialiteter bara tar ansvar för en viss del av kroppen, eller en viss aspekt av hälsan, vilket gör att vissa barn måste ha kontakt med väldigt många olika instanser. Ju fler instanser barnet träffar, desto större risk att behoven faller mellan stolarna, eller att familjer får motstridiga råd eller besked. Samordningen och kommunikationen mellan olika delar av vården är begränsad och det innebär ofta en stor börda för föräldrar som ska försöka hantera alla kontakter.

Behovet av att prioritera minskande resurser har också genererat ett stort antal administrativa system inom vården. Ibland är systemens syfte enbart att på olika sätt kvantifiera och mäta arbetet, och ibland görs de för att effektivisera eller minska administrationsbördan från vårdpersonal. Problemet är att systemen sällan är anpassade till den kliniska verkligheten och därför ofta genererar nya problem som påverkar relationerna till barn och föräldrar, både direkt och indirekt.

Zeinas föräldrar får en räkning hem för att de uteblivit från ett besök hos dietisten. Förra veckan var Zeina på ett besök där både sjuksköterskan och dietisten var med. Dessa hade båda bokat in besök digitalt, enligt arbetsplatsens rutiner, men bara det ena besöket hade blivit registrerat i kassan, och detta tolkades av sekreterarna som att familjen uteblivit från besöket. Nästa gång Zeinas föräldrar träffar dietisten är de irriterade och det är svårt att få till ett förtroendefullt samtal.

Ibland uppstår diskrepans mellan administrativa och personliga behov. För vårdpersonal innebär det att ibland tvingas välja mellan att göra »rätt« administrativt, eller att främja relationen med patienten, som till exempel att låta bli att boka in ett besök för att man vet att det blir fel i kassan, eller att lämna ut sitt direktnummer, trots att det är sagt att all kontakt ska ske via en automatisk telefonsvarare med knappval. Diskrepansen blir som tydligast när det gäller mer sköra patientgrupper. Dagens system främjar dem som är motiverade och självgående och kan hantera digitala verktyg. För dem som inte kan det, eller för dem som har språkliga eller kognitiva svårigheter, kan samma system utgöra stora hinder, både för att komma i kontakt med, och för att upprätthålla goda relationer med vården, särskilt om det inte finns möjlighet att anpassa sig efter olika behov. För vårdpersonal innebär detta en etisk stress som kan leda till ohälsa, men risken ökar också att vi, som ett sätt att hantera situationen, väljer att fjärma oss från patienternas behov och nöja oss med att göra »rätt«.

Samtidigt med utvecklingen av den tekniska och medicinska vetenskapen har det skett en utveckling av synen på vårdens uppgift, och att den inte bara är att laga kroppen, utan även att uppnå hälsa i en bredare bemärkelse utifrån det biopsykosociala perspektivet. Det har, som jag tidigare beskrivit, också skett en stor utveckling i synen på barn och på deras rättigheter och behov, utifrån en förståelse att allt detta hänger ihop. Om vi tar dessa perspektiv på allvar har vi en enorm utmaning, eftersom minskande resurser gör att organisationen i hög grad prioriterar teknik och medicin före tid för omvårdnad och relationsskapande. Att förändra det är inte lätt och kräver ett långsiktigt politiskt arbete. Ur ett kommunikationsperspektiv är det dock nödvändigt att förstå och känna igen de relationshinder som uppstår på grund av vårdens organisation, och inte av individuella problem hos barn, föräldrar eller vårdpersonal. När vi gör det kan vi undvika energikrävande diskussioner om skuld och i stället arbeta aktivt tillsammans med familjer för att överbrygga de organisatoriska hindren.

Litteratur

Fossum, B. (2019). Klagomål och missnöje med vården – hur kommunicerar vi då? I B. Fossum (Red.), *Kommunikation Samtal och bemötande i vården,* (3 uppl., s. 185–212). Studentlitteratur.

Gilliam, B-M. (2020). *Barns delaktighet i pediatrisk vård – perspektiv, erfarenheter och möjligheter till förändring utifrån barn med långvarig sjukdom.* [Doktorsavhandling, Halmstad Universitet].

Myndigheten för vård- och omsorgsanalys. (2020). *Tre perspektiv på digitala vårdbesök. Befolkningens, patienternas och vårdpersonalens uppfattningar.* (2020:1). https://www.vardanalys.se/wp-content/uploads/2020/02/Rapport-2020-1-Tre-perspektiv-p%C3%A5-digitala-v%C3%A5rdbes%C3%B6k.pdf

Riksrevisionen. (2023). *Digitala tjänster till privatpersoner – stora utvecklingsmöjligheter för statliga myndigheter.* (RiR 2023:6). https://www.riksrevisionen.se/download/18.1a05284c18705c2c0d82b763/1679914467060/RiR_2023_6_rapport.pdf

Sydsvenska pediatriska föreningen. (2023). *Ett enastående sekel i barnens tjänst.* Stevali fakta.

Vladic Stjernholm, Y. (2017). Management reforms in healthcare and their impact on patient safety and universal health coverage. *Internal Medicine Review. 3(1).*

DEL 3 Vad kan man tänka på?

Barnsjukvården är alltså full av utmaningar, men det är min fasta övertygelse att vi kan göra mycket själva för att påverka situationen till det bättre. Jag har sett många goda exempel på hur förändrad kommunikation kan förbättra relationen till barn och föräldrar i vården. Att förstå och reflektera över de utmaningar som uppstår är ett bra första steg. Därefter kan en genomtänkt kommunikationsstrategi vara till stor hjälp, inte minst i komplexa situationer. I resten av boken kommer jag att skriva om hur man konkret kan göra för att nå dit.

Jag kommer bland annat att använda mig av tankarna från sociologiprofessorn Aaron Antonovsky kring vad det är som hjälper människor att hantera svårigheter och uppnå god hälsa. Antonovsky myntade begreppet KASAM, känsla av sammanhang, något som visat sig vara en skyddande faktor i många utmanande situationer. Goda relationer är en del av det som skapar en känsla av sammanhang, men man kan också säga att när vi kommunicerar med fokus på att skapa en känsla av sammanhang så stärks relationerna.

Antonovsky delade in KASAM-begreppet i tre delar: Begriplighet, hanterbarhet och meningsfullhet. De går delvis in i varandra, men är var för sig användbara för att visa på aspekter som kan vara viktiga att ha med i en kommunikationsstrategi.

Att skapa en relation

Genom hela boken har jag lyft fram vikten av att skapa en god, bärande och tillitsfull relation. Relationens kvalitet är beroende av alla som ingår i den, men som vårdpersonal har vi ett större ansvar, eftersom vi är de professionella i det här sammanhanget. Faktum är att vi behöver arbeta extra för att skapa goda relationer, eftersom de barn och föräldrar vi möter inte sällan befinner sig i kris, något som i stunden kan göra det svårare att relatera till andra. Det är vi som behöver ta det största ansvaret i varje vårdmöte, eftersom varje relationserfarenhet, lång som kort, påverkar även framtida relationer. Det här kan man göra på många sätt. En grundregel när det är barn som är våra patienter, är att vi behöver hitta sätt att knyta kontakt med barnet. Genom att ge tid och utrymme till detta förmedlar vi vårt engagemang, och att barnet är viktigt som person. Om vi har gjort det banar vi väg för tillit, och för att barnet ska kunna göra sin röst hörd vid behov. Att visa engagemang för barnet är samtidigt ofta ett bra sätt att också skapa förtroende hos föräldrar. Att skapa kontakt med barn är något som faller sig naturligt för vissa, men kan vara svårare för andra. Länge har det varit något som sjukvårdspersonal framför allt fått lära sig genom erfarenhet, och genom att titta på hur kollegor gör. Den ökande medvetenheten om vikten av kommunikation har dock gjort att kunskapen om kontaktskapande med barn i vårdsituationer har börjat systematiseras på ett annat sätt än tidigare.

Kontaktskapande med barn

Agnes, fyra år, ska besöka barnmottagningen. Hon sitter bredvid sin mamma i väntrummet och har sin gosekanin i famnen. Sjuksköterskan som ska komma och hämta henne sätter sig på huk framför Agnes och säger »Du har en kanin!«. Agnes tittar ner i marken och ser butter ut. Sköterskan antar samma ansiktsuttryck som Agnes och säger »Kaninen är nog lite blyg«. Agnes vickar lite på sin kanin. Sköterskan vickar lite på huvudet och säger »Hej kaninen, vad heter du?«. Agnes vickar lite mer på kaninen. Sköterskan säger »Jag har också en kanin hemma, den heter Snuffe«. »Sötis!« säger Agnes och ser upp på sköterskan. »Kom Sötis, så ska vi väga och mäta dig!« säger sköterskan. Agnes och mamma följer med. Kaninen får bli vägd och mätt och sedan Agnes själv. Efteråt kaninhoppar de in till läkaren.

Grunden för att skapa en förtroendefull kontakt med såväl barn som vuxna bygger på samma principer som dem föräldrar omedvetet använder för att skapa en trygg relation till sitt spädbarn. Dessa principer kan beskrivas genom begreppen intoning, matchning och lekfullhet.

Intoning handlar om att stanna upp och observera. Genom blickar, minspel och kroppsspråk, genom hur de förhåller sig till varandra, och genom vad de verkar fokusera på, förmedlar barn och föräldrar viktig information både om sitt känslotillstånd och om vägar till kontakt.

Det kan beskrivas som att det finns som en känslomässig axel från rädsla mot tillit, som barn rör sig på, där vårt jobb är att förstå var barnet befinner sig och att föra det i rätt riktning.

Det första vi behöver när vi kommer in i rummet är att bedöma barns grad av rädsla och hur barnet reagerar på vår blotta närvaro. Barn med låg grad av rädsla visar ofta nyfikenhet och är lätta att engagera. Små barn med hög grad av rädsla kan visa det tydligt genom att dra sig undan eller hålla sig nära föräldern. De kan också te sig ointresserade och upptagna med sitt, eller reagera med osäkerhet på kontakt. Barnets nivå av rädsla styr hur snabbt vi kan närma oss och interagera. Första steget kan vara att bara vänja barnet vid sin närvaro, eller att försiktigt väcka barnets nyfikenhet. Äldre barn och vuxna visar inte alltid sina känslor lika tydligt och kan ha andra strategier för att maskera rädsla. Även hos dem brukar man dock kunna få känslomässig information, fast signalerna kan vara mer subtila och indirekta. Vi kan hela tiden få återkoppling på om det vi gör fungerar, genom att barn och föräldrar blir mer avslappnade, ger mer ögonkontakt och blir mer tillgängliga att samspela eller att samtala med. Om det inte händer är det en signal på att vi behöver ha mer tålamod, eller att vi kanske behöver hitta ett annat förhållningssätt.

Intoning handlar inte bara om att observera barn och föräldrar, utan också om att stanna upp och observera oss själva, för att bli medvetna om vilka känslor vi tar med oss in i mötet. Barn som har intervjuats om hur de vill ha det i sjukvården uttrycker att de vill att vuxna ska vara snälla och de kopplar snällhet till lugn och avsaknad av stress. Genom att stanna upp bara ett ögonblick och läsa av var vi har oss själva ökar vi förutsättningarna både för att möta det barn vi har framför oss och för att öka lugnet som gör att barn vill ha kontakt med oss. Hur vi placerar oss i rummet har stor betydelse för hur kontakten blir. Att sätta sig på huk, eller på en stol, för att hamna i ögonhöjd med barnet, ger inte bara bättre förutsättningar för kontakt. Det ger också möjlighet att själv landa mentalt i situationen, särskilt om man kommer från något annat stressande.

Många barn blir naturligt nyfikna på någon som först visar nyfikenhet på dem. Vi kan använda den information vi fått genom att observera, för att visa barn att vi ser dem. För små barn kan det vara att uppmärksamma något de har på sig, eller en leksak de har med sig. För äldre barn kan det vara att prata om något de verkar vara intresserade av. I ett första skede kan det vara bra att använda påståenden i stället för frågor, eftersom de inte ställer samma krav på att barnet ska svara. Utifrån den respons vi får kan vi sedan stärka relationen genom att på olika sätt matcha vårt beteende med barnets.

Läkaren kommer ut i väntrummet för att hälsa på Henrik, 13 år. Han sitter med huvudet ner i mobilen. Läkaren tittar ner på skärmen och säger:»Ah, där har du något spännande spel!«, »Nej, det är TikTok«, säger Henrik. »TikTok«, säger läkaren, »Där finns det massa olika saker, har jag hört! Vad är det du tittar på?« »Lite olika«, säger Henrik och visar läkaren telefonen samtidigt som han reser sig. Läkaren pekar på en person på skärmen och frågar vem det är. Henrik berättar medan de går bort mot mottagningsrummet. Efter hand som Henrik blir mer engagerad i att berätta ställer läkaren frågor i mer engagerad ton, och han gestikulerar på liknande sätt som Henrik gör.

Matchning är något både barn och vuxna gör omedvetet för att visa engagemang och skapa en känsla av samhörighet. Hos små barn är matchning ofta konkret och direkt, dvs. att vi härmar något barnet gör eller säger, exakt likadant, eller lite annorlunda. Hos äldre barn och vuxna är matchning ofta mer subtilt. Vi kanske matchar kroppsspråk eller tonfall och vi kanske gör det förskjutet i tid. Matchning kan också vara att vi aktivt delar barnets fokus och att vi låter barnet ta ledningen i vad vi gör eller pratar om. Att visa nyfikenhet och att matcha är oftast effektiva sätt att göra barnet engagerat i samspel även om det kan ta olika lång tid innan barnet slappnar av.

Sista steget på vägen mot en tillitsfull relation är ett engagerat samspel som präglas av lekfullhet. Lekfullhet kan beskrivas som det tillstånd barn befinner sig i när de leker. Det är besläktat med flow och kreativt skapande. För barn är leken det sammanhang där de naturligt lär sig saker och bearbetar känslor, men även vuxna kan leka. I en lekfull interaktion gör vi något som är lustfyllt för alla parter och alla bidrar aktivt och ömsesidigt. Eftersom lek är naturligt uppslukande, är lekfullt samspel optimalt både som distraktion och som väg att skapa tillit och förståelse för det som ska hända.

I boken »Lek i stället för bråk« av Lisa Mannberg ges många exempel på hur man kan använda lek för att hantera situationer som annars lätt leder till konflikter mellan barn och vuxna. Ett lekfullt samspel i vården kan innebära att vi bygger in små moment av lek i allt vi gör. För de minsta barnen kan den matchande härmningen bli en lek i sig. För lite större barn kan lekfullhet vara att blåsa såpbubblor tillsammans i samband med en undersökning, att ha löpartävling i korridoren, att titta efter spännande saker utanför fönstret, eller att ha ett hemligt handslag. I mötet med tonåringar kan lekfullhet vara att inte bara gå rakt på sak i ett samtal, utan att kanske prata lite vardagsprat, skämta eller att bjuda på sig själv. Det som för vuxna kan uppfattas som neutralitet och professionalitet kan för barn och tonåringar framstå som distans och känslokyla. En sak tonåringar uttryckt att de önskar av vuxna i vården är att de ska vara peppande, vilket kanske skulle kunna beskrivas som att vara uppmuntrande på ett lekfullt sätt.

Det kan finnas barn som av olika anledningar inte ger någon respons, och då blir det svårare att skapa trygghet genom lek och samspel. I sådana fall behöver vi ta reda på varför. Det kan ha rent kroppsliga orsaker som att barnet är trött, hungrigt, eller har ont, och då bör vi om möjligt åtgärda det innan vi gör något annat. Barn med autism ger ibland ingen, eller väldigt begränsad, respons. Svårt traumatiserade barn kan stänga ute omvärlden som skydd. I dessa fall behöver vi göra vad vi kan för att skaffa oss så mycket information som möjligt om hur vi kan närma oss, och kommunicera med barnet, genom att fråga dem som känner barnet bäst.

Kontaktskapande med föräldrar

För föräldrar är ju barnsjukvården en plats där de behöver lämna ut sitt barn till främmande vuxna, som eventuellt kommer att behöva försätta dem i integritetskränkande, skrämmande och smärtsamma situationer. Att som förälder se att vårdpersonalen visar äkta engagemang och tar sig tid att skapa en relation till barnet, ökar deras tillit till vården. Det kan göra det lättare för dem att hantera situationer som inte blir så bra, eller misstag som görs. Samtidigt får vårt engagemang i barnet inte leda till att vi exkluderar eller glömmer bort föräldrarna. Föräldrar i barnsjukvården är viktiga både för barnet, eftersom de oftast är barnets viktigaste känslomässiga stöd, och för oss vårdpersonal, eftersom föräldrarna känner sitt barn och kan förmedla viktig information som vi behöver för att ge bra vård. Föräldrar kan samtidigt vara i ett väldigt utsatt läge då sjukdom hos barn kan innebära stress på flera plan. Även sjukvårdsbesök som medicinskt sett inte handlar om allvarlig sjukdom kan vara stressande för föräldrar, och vi kan inte utgå från att det som är rutin för oss i sjukvården är det för dem. För att skapa goda relationer till föräldrar behöver vi betona att vi ser dem som viktiga, men också förmedla empati inför vad många upplever som en svår situation. Redan när vi skapar kontakt med barnet kan vi visa föräldrarna att de också är betydelsefulla, till exempel genom att då och då ta ögonkontakt med dem, och så småningom hälsa på dem och presentera oss.

När Agnes och sköterskan hoppat in till läkaren och läkaren hälsar på Agnes, vänder sig sköterskan till mamman, ler och ger ögonkontakt. »Hej! Anna heter jag, och jag är sköterska här på mottagningen, vilken gullig tjej du har!« Sköterskan visar Agnes var det finns leksaker och kritor, så att hon kan sitta och rita en stund, medan de vuxna pratar.

Så länge ett barn befinner sig i rummet behöver vi förhålla oss till det, men det betyder inte nödvändigtvis att vi måste leka eller tala med barnet hela tiden. Barnet måste inte heller alltid tala för sig själv. Det är väldigt vanligt att barn glider in och ut ur ett samtal, eller låter föräldrarna föra talan. Yngre barn tröttnar fort och vill hellre leka. Det är lätt hänt att vi då glömmer att barnet är där och börjar prata med föräldrarna över barnets huvud, men vi ska alltid utgå från att även små barn lyssnar. De kanske inte förstår allt, men de kan uppfatta fragment som då kan bli obegripliga och skrämmande, och de uppfattar nästan alltid känslomässiga stämningar. Vi bör därför så långt som möjligt anpassa vår kommunikation så att alla närvarande har möjlighet att förstå och delta.

Samtidigt måste vi vara öppna för att föräldrar kan ha frågor, eller behöva förklaringar på en annan nivå än barnet. Föräldrar i kris kan behöva ge uttryck för sina känslor i enrum, utan att barnet finns där, men det kan innebära en risk för att barnet känner sig exkluderat. Ibland kan det vara så att vi behöver prata med föräldrarna innan vi träffar barnet för att kunna ställa vissa frågor och för att kunna förbereda mötet med barnet. När det gäller barn som är svårare att få kontakt med, eller att läsa av, kan vi behöva fråga föräldrarna om vad som brukar fungera och göra en gemensam plan. När det behövs är det bra om vi kan planera hur vi lägger upp samtal beroende på vem som är med, och naturligtvis ska vi tydliggöra för både barn och föräldrar hur vi tänker. Om vi inte har planerat samtalet i förväg behöver vi ha en beredskap för att göra anpassningar utifrån hur samtalet utvecklas.

Nu när Devin är här kommer jag att fokusera på honom och försöka uttrycka mig på en nivå som blir begriplig för honom. Sen kan han leka i väntrummet, och då kommer ni föräldrar att få möjlighet att ställa era frågor.

Nu, Devin, ser jag att du börjar tycka att det är lite tråkigt att vara här. Du får gärna gå ut och leka en stund i väntrummet, så ska jag prata lite vuxenprat med mamma och pappa.

Alliansskapande, empatiskt lyssnande

I samtal med barn och föräldrar kan vi bäst visa engagemang genom att uppmärksamt lyssna på vad de har att säga, och sedan förmedla att vi har lyssnat. Studier visar att vi får lika mycket information på samma tid om vi låter patienter prata till punkt som om vi avbryter och ställer frågor. När vi lyssnar färdigt utan att värdera eller avbryta hjälper vi barn och föräldrar att känna sig trygga, något som banar väg för att prata även om problem och känsliga saker. Det blir också lättare för oss att ställa bra följdfrågor. De bästa frågorna är öppna och nyfikna, men barn kan ha svårare än vuxna att svara på alltför breda frågor, och blir ofta hjälpta av att vi frågar mer konkret, eller ger exempel på vad vi menar. Studier visar också att vårdpersonal tenderar att överskatta sin förmåga att bedöma vilka förväntningar och farhågor patienter har, och även hur patienter har uppfattat ett samtal. Genom att aktivt fråga barn och föräldrar om deras förväntningar och farhågor, kan vi visa vårt engagemang, men vi får också tillgång till information som kommer att hjälpa oss i vården.

Även om principerna för kontaktskapande är samma mellan barn och vård-personal som mellan barn och förälder, är ju inte relationen densamma. Barnen vi möter i vården är inte våra egna och deras föräldrar är inte våra vänner. Det finns tydliga gränser för relationen och en inbyggd maktoba-lans, men vi kan inte utgå från att barn eller föräldrar automatiskt vet eller förstår förutsättningarna. För att bygga goda relationer behöver vi para vårt genuina engagemang med ärlighet och tydlighet kring förutsättningarna för relationen. Barn och föräldrar kan bli besvikna, och ha svårt att förstå, om en vuxen som verkar engagerad plötsligt försvinner, eller byts ut mot en annan. Tonåringar kan ha svårt att förstå till exempel att de inte snabbt kan nå sin läkare lätt via sms, eftersom det är så de kommunicerar med sina vänner. Vi kan förebygga besvikelse eller problem genom att vara ärliga med om vi kommer att finnas kvar eller försvinna. Vi kan också behöva förklara hur kontaktvägarna i sjukvården ser ut och varför. Även när vi bjuder på oss själva behöver vi göra det på ett medvetet sätt, så att vi inte korsar gränsen mellan det personliga och det privata. Det kanske kan verka motsägelsefullt att arbeta för en förtroendefull relation samtidigt som man sätter tydliga gränser, men jag tror egentligen att det är tvärtom. Ju tydligare förutsättningarna för relationen är för alla inblandande, desto tryggare blir det att engagera sig i mötet här och nu.

Kontaktsjuksköterskan har uppfattat att Wilmas mamma är väldigt orolig. Hon bjuder in till ett extra läkarbesök där mamman får förklara vad hon är mest orolig för och ställa frågor till läkaren i lugn och ro. Läkaren förklarar tydligt vilka symptom man kan vänta sig att ett barn med hjärtfel har och vad man ska vara extra uppmärksam på. Kontaktsjuksköterskan kommer överens med mamman att hon ringer upp henne en gång i veckan och stämmer av hur Wilma mår. Efter detta minskar akutbesöken betydligt.

För både barn och vuxna är det olika hur lätt, och hur fort, vi känner tillit till andra. En del av att skapa goda relationer kan vara att anpassa sig efter just det här barnet eller de här föräldrarnas behov, både i själva mötet och i hur vi planerar uppföljning. Vissa familjer klarar sig bra på egen hand under lång tid och kan själva bedöma när det är rimligt att ta kontakt och hur. Andra kan behöva en tydlig överenskommelse, eller en tätare kontakt. Vissa kan hantera att ha kontakt med flera olika personer, medan andra behöver ha en och samma. En bra tumregel är att ju mer otrygg en familj är, desto viktigare blir det med proaktiv, tät och kontinuerlig kommunikation.

Litteratur

Antonovsky, A., (1991). *Hälsans Mysterium.* Natur & Kultur.

Bergenek, M. (2022). *Att möta barn med autism i sjukvården.* [Video]. YouTube. https://www.youtube.com/watch?v=hazVGQLsHoM&t=1138s

Björk, M. (2008). *LIVING WITH CHILDHOOD CANCER – Family Members' Experiences and Needs.* [Doktorsavhandling, Lunds Universitet].

Cahill, P., & Papageorgiou, A. (2007). Triadic communication in the primary care paediatric consultation: a review of the literature. *The British journal of general practice: the journal of the Royal College of General Practitioners, 57*(544), 904–911.

D'Elia, G. (2004). *Det kognitiva samtalet i vården.* Natur & Kultur.

Johansson, A. (2019). Att möta och kommunicera med barn och deras föräldrar. I B. Fossum (Red.), *Kommunikation Samtal och bemötande i vården,* (3 uppl., s. 287–307). Studentlitteratur.

Jönsson, L., Lundqvist, P., Tiberg, I., & Hallström, I. (2015). Type 1 diabetes – impact on children and parents at diagnosis and 1 year subsequent to the child's diagnosis. *Scandinavian journal of caring sciences, 29*(1), 126–135.

Krauss, B. A., & Krauss, B. S. (2019). Managing the Frightened Child. *Annals of emergency medicine, 74*(1), 30–35.

Krauss, B.A., Leroy, P.L., Krauss, B.S. (2021). Managing Emotion in Medical Encounters with Children. I R. Schwartz, J.A. Hall & L.G. Osterberg (Red.), *Emotion in the Clinical Encounter* (s. 209–238). McGraw Hill.

Leroy, P. L., Costa, L. R., Emmanouil, D., van Beukering, A., & Franck, L. S. (2016). Beyond the drugs: nonpharmacologic strategies to optimize procedural care in children. *Current opinion in anaesthesiology, 29 Suppl 1,* 1–13.

Lööf, G., Andersson-Papadogiannakis, N., Karlgren, K., & Silén, C. (2018). Web-Based Learning for Children in Pediatric Care: Qualitative Study Assessing Educational Challenges. *JMIR perioperative medicine, 1*(2), e10203.

Mannberg, L. (2019). *Lek i stället för bråk – 64 lekar för en enklare och roligare vardag med barn.* Karneval förlag.

Pendleton, D., Schofield, T., Tate, P. & Havelock, P. (1994). *Konsultationen – kommunikation mellan läkare och patient.* Studentlitteratur.

Power, N., & Franck, L. (2008). Parent participation in the care of hospitalized children: a systematic review. *Journal of advanced nursing, 62*(6), 622–641.

Renlund, C., (2007). *Doktorn kunde inte riktigt laga mig.* Gothia förlag.

SFS 1949:341. *Föräldrabalk.* https://www.riksdagen.se/sv/dokument-och-lagar/dokument/svensk-forfattningssamling/foraldrabalk-1949381_sfs-1949-381/#K6

Socialstyrelsen. (2018). *Att samtala med barn.* [Kunskapsstöd för socialtjänsten, hälso- och sjukvården och tandvården]. https://www.socialstyrelsen.se/globalassets/sharepoint-dokument/artikelkatalog/kunskapsstod/2018-11-14.pdf

Söderbäck, M., (2014). Barns och ungas delaktighet. I M. Söderbäck (red.), *Kommunikation med barn och unga i vården.* (s. 34–43). Liber.

Att skapa begriplighet

Föreningen NOBAB (Nordiskt nätverk för barns och ungas rätt och behov inom hälso- och sjukvård) har utarbetat en standard för barns rättigheter i vården som bygger på FN:s barnkonvention. Där kan man läsa:

»Barn och föräldrar skall få information om barnets sjukdom, behandling och vård på ett sätt som de kan förstå och som är anpassat till barnets ålder.«

Att förstå vad som ska hända, vad som händer, och varför, skapar begriplighet hos både barn och föräldrar. När vi använder oss av pedagogiska och inlärningsteoretiska metoder för att förbereda, informera och förklara får det många positiva effekter, såsom minskad oro, ökad följsamhet och snabbare återhämtning. Den tydliggörande pedagogiken, ett förhållnings-sätt som från början utvecklats för att hjälpa barn med neuropsykiatriska funktionsnedsättningar i skolan, men som har visat sig vara hjälpsamt för de flesta barn, kan vara till stor nytta även i sjukvården.

Förberedelse

Förberedelse kan vara något avancerat som att kalla till besök inför en under-sökning för att där planera hur den ska gå till, men också något väldigt enkelt som att säga »nu kommer det ett stick!« Att förberedelse är viktigt verkar de flesta som forskar kring barn och sjukvård vara överens om. Barn har lätt-are att hantera något jobbigt om de i förväg vet vad som ska ske, än om det kommer som en överraskning. God förberedelse i rätt tid minskar oron hos både barn och föräldrar och hjälper på så sätt till att förebygga traumatisering.

Det är bra om både barn och föräldrar har fått information om vad som ska hända inför ett sjukvårdsbesök, åtminstone i stora drag. Även om det bara handlar om ett samtal och en »vanlig undersökning« skapar det trygghet att ha överblick över vad som kommer att avhandlas och vad som kommer att hända. Sen kan det behövas särskild förberedelse inför specifika moment och procedurer. Vi kan använda sju frågor som en slags tumregel för vad alla barn utom de allra minsta behöver veta för att känna sig väl förberedda:

- Vad ska jag göra?
- Var ska jag vara?
- Vem ska jag vara med?
- Hur ska jag göra?
- När ska jag göra det?
- Hur länge ska jag göra det?
- Vad ska jag göra sedan?

För äldre barn och för föräldrar inbegriper förberedelse förstås också en förklaring till varför något ska göras. Även om vi inte alltid kan ge svar på alla frågorna i varje situation bör vi sträva efter att ge svar på så många av dem som möjligt. För att kunna göra detta måste vi först själva ha reflekterat över hur olika situationer och procedurer faktiskt går till. Vi behöver också försöka se dem ur barnets perspektiv. Vad är det egentligen som barnet ska göra, från det att hen kommer in i lokalen, till dess att hen lämnar den? Vilka moment är viktiga ur barnets perspektiv? Som Marie Edwinson Månsson skriver i boken *Barn behöver veta*: »Förberedelser måste börja där barnet är, inte där den vuxne tror att den logiska punkten är«. Här behöver man också ta hänsyn till barnets egen erfarenhet av vård. Ett barn som kommer till sjukhuset eller barnmottagningen första gången, eller väldigt sällan, behöver kanske annan förberedelse än ett barn som har gjort samma procedur många gånger och är trygg i miljön. Samtidigt får vi inte glömma att vissa moment kan vara nya även för barn som är vana vid vården, och att de har samma rätt till förberedelse som alla andra.

Vissa föräldrar upplever att deras barn blir mer oroliga av förberedelse inför sjukvårdsbesök. Alla barn är förstås olika, men ibland kan det vara en fråga om timing. Förberedelse långt i förväg kan bli abstrakt och obegriplig för yngre barn med kort tidsperspektiv. För ett mycket oroligt barn kan oron för det som ska komma överskugga allt annat. Det kan också handla om att förberedelsen blir för detaljfokuserad och teknisk. Det är bättre att fokusera på vad barnet ska göra, på resultatet, och på hjälpsamma strategier för att hantera situationen.

Ärlighet

En viktig aspekt av att skapa begriplighet är att vara ärlig. Ärlighet från vårdpersonal är något som efterfrågas av både barn och föräldrar, men att vara ärlig i sjukvården är en utmaning, eftersom det kan innebära att berätta saker som uppfattas som negativt, eller som väcker känslor. Både sjukvårdspersonal och föräldrar kan tänka att det är lättare för barn, och ibland också för föräldrar, att inte få veta vissa saker. Vi kan tänka att vi skyddar från oro och besvikelse genom att undanhålla eller linda in information. Det kan förstås vara en avvägning var gränsen går mellan att informera på en anpassad nivå och vad som är att faktiskt undanhålla sådant som ett barn bör få veta. Grunden är dock att vi ska informera ärligt, och att både barn och föräldrar har rätt till begriplig information om sitt tillstånd och om eventuell vård.

Om barn ska utsättas för något som kan vara smärtsamt eller obehagligt, behöver vi vara ärliga, utan att för den sakens skull överdriva eller betona obehaget. För yngre barn har man sett att användandet av vissa laddade ord som »nål« och »ont« kan bidra till ökad rädsla och smärta. Även om vi säger »Det gör inte ont« är det lätt att uppmärksamheten ofrivilligt styrs mot smärtupplevelsen. I den mån det går bör vi försöka använda mer neutrala ord, utan att för den sakens skull vara oärliga. Vi kan till exempel säga om en procedur att den kan kännas intensivt och be barnen berätta hur det känns för just dem.

Vi är utifrån barnkonventionen ålagda att så långt som möjligt sträva efter att inte tvinga barn, men vi behöver vara ärliga med vad som är frivilligt och inte. Om något måste genomföras är det bra att det är klart uttalat redan från början, och att vårdpersonalen har en plan för hur det ska gå till, där vi så långt som möjligt hjälper barnet att hantera det som händer. I situationer som inte är akuta där barnet visar att det inte vill, kanske det är bättre att avbryta och försöka igen när barnet är bättre förberett. Däremot ska vi undvika att argumentera eller försöka övertala ett barn som inte vill. Det blir fel, eftersom vi då signalerar att det finns ett val, när vi egentligen har bestämt oss, något som ökar risken att barn känner sig lurade eller svikna. Ett stressat eller panikslaget barn har dessutom begränsad tillgång till att tänka förnuftigt, och argumentation i det läget brukar bara öka stressen.

Att förbereda med ord

När vi ska förbereda behöver vi göra det på ett sätt som barn kan förstå och ta till sig. Jag uppfattar att det absolut vanligaste sättet att informera och att förbereda inom barnsjukvården är med ord. Vi berättar helt enkelt vad som ska hända. Ord är bra och väldigt praktiskt användbara, eftersom vi alltid har dem med oss. Ord kräver inga särskilda förberedelser av vårdpersonalen och kan användas i alla situationer. Nackdelen med att bara använda ord är att det sällan blir så tydligt som vi tror. Vårt naturliga sätt att använda språket är ganska abstrakt, medan barn ofta behöver konkret information. Yngre barn, eller barn med vissa funktionsnedsättningar, behöver det för att de inte har utvecklat förmågan att förstå abstraktioner. Äldre barn och föräldrar kanske har en bättre förmåga att förstå, men i sjukvården kan de befinna sig i en krissituation som gör att de har svårare än vanligt att förstå vad som sägs. En annan nackdel med att bara använda ord är att de försvinner direkt när de har uttalats och därför kan vara svåra att uppfatta eller komma ihåg. I sjukvården finns många distraktioner. Den främmande miljön med okända möbler, instrument och människor ger ovana sinnesintryck som tar fokus från det som sker. Det innebär stor risk att den förberedelse vi tror att vi har gett varken går in eller stannar kvar när vi bara använder ord. Om vi ändå bara har ord till hands finns det några saker som vi kan tänka på för att det ska bli så tydligt som möjligt:

- *Sakta ner:* Precis som vårt naturliga språk är abstrakt, går det ofta lite för fort. Genom att tala långsamt kan vi både skapa ett lugn och öka chansen att det vi säger uppfattas.

- *Säg mindre:* Använd korta enkla meningar och betona de ord som är viktiga.
- *Sammanfatta och upprepa:* Att bara få höra samma sak en gång till ökar chansen betydligt att det sagda stannar kvar. Med lite större barn är det ännu bättre att låta dem själva upprepa det som sagts. Vi märker då direkt vad som stannat kvar, eller om det blivit något missförstånd.

Att förbereda genom att visa

Den bästa förberedelsen får vi om vi på något sätt kompletterar våra ord med att visa vad som ska hända. Ibland möter jag uppfattningen att man bara behöver visa konkret för barn som inte förstår talat språk, men faktum är att konkret förberedelse är något som rekommenderas för alla barn i alla åldrar. Ett bra tankeexperiment för att förstå fördelen med att se jämfört med att höra är att tänka på almanackor. Både traditionella almanackor av papper och elektroniska varianter bygger på att vi ser en bild av hur vår dag ser ut. Om vi i stället bara hade en inspelad röst som på morgonen läste upp all information om vad som skulle hända under dagen skulle det bli betydligt svårare att ha överblick! Det enklaste sättet att konkret förbereda utan något särskilt material, är att använda sig själv, föräldern, eller någon annan närvarande. Om barnet har ett gosedjur kan man låna det. Ett mer utarbetat sätt att arbeta med förberedelse kan man ha genom att använda demonstrationsdockor, bildstöd eller videomodellering, gärna i kombination. När vi visar på en docka eller ett gosedjur vad som ska hända blir det väldigt tydligt. Även små barn som kanske inte verkar förstå, brukar kunna identifiera sig med det som händer dockan. Barnet får också utrymme att bli mer delaktigt och får möjlighet att uttrycka känslor via dockan. Bildstöd har som största fördel att det ger en konkret överblick över ett helt förlopp. Bildstöd kan skickas hem inför en undersökning eller ett samtal, och ge barn och föräldrar möjlighet till förberedelse redan inför ett sjukvårdsbesök. Det kan användas som struktur under själva besöket, och det kan också följa med hem efteråt och ger möjlighet att minnas och bearbeta det som hänt. Ett bildstöd kan vara avancerat med fotografier eller bilder från olika datorprogram, men det kan också vara handritade teckningar. Även äldre barn och föräldrar brukar ha glädje av någon typ av visuellt stöd, men kan vara mer känsliga för hur det presenteras. Det är oftast lättare att acceptera bildstöd eller en demonstrationsdocka om vi presenterar det som att det är en del av våra rutiner.

Malte, som är fyra år och sjukvårdsrädd, ska gå igenom en öronundersökning. Han har fått hem bilder som visar vad som ska hända. Han ska vänta i väntrummet, hälsa på doktorn, sitta i en särskild stol och sedan ska doktorn titta i öronen med en särskild apparat. Efter ska han få en belöning. Kvällen innan leker Malte och hans mamma örondoktor med sina gosedjur med stöd av bilderna. Ett av gosedjuren får följa med nästa dag. När de kommer till mottagningen vänder sig doktorn direkt till Malte. De tittar på bilderna tillsammans och doktorn genomför undersökningen på gosedjuret. Därefter är det Maltes tur. Han blir lite ledsen precis när doktorn ska titta in i öronen, men han lugnar sig snabbt när det är klart och ger doktorn en »high five« innan han går.

Videomodellering är något som används alltmer i takt med den digitala utvecklingen. Det innebär att få se en film där ett annat barn, eller en tecknad figur, går igenom en procedur. En film ger en heltäckande bild av alla delar av proceduren, och dessutom en möjlighet att se någon annan klara av den. Idag finns det webbplattformar med lättillgänglig information och filmer på de flesta vanliga sjukvårdsprocedurer. En stor fördel med dessa är tillgängligheten, i och med att de flesta barn idag har tillgång till internet. De är också uppbyggda för att uppmuntra ett lekfullt utforskande, något som ökar barns känsla av kontroll och trygghet, och fördjupar deras förståelse.

När vi förbereder behöver vi vara noga med att det som faktiskt händer i en situation stämmer överens med det som vi har förberett för. Barn är i olika grad känsliga för förändringar från den ursprungliga planen, och kan också skilja sig åt i hur små detaljer de uppfattar som en förändring. Generellt kan man nog säga att barn känner sig svikna om de blir förberedda på en sak och sedan något annat händer, speciellt om det är något som är lite jobbigt. Givetvis uppstår situationer när det inte går att hålla sig exakt till planen, eller veta exakt vad som ska hända. Vi bör ändå göra noggranna avvägningar kring vilka avsteg som måste göras och vad som kan vänta. Om vi måste göra något som barnet inte blivit förberett för innan, måste vi också göra det tydligt för barnet att planen behöver ändras, samt ge barnet tid att förstå och att förbereda så gott det går för förändringen. Barn som upplever fysisk och psykisk kontroll över situationen är bra på att använda egna strategier för att hantera rädsla och smärta.

Att förbereda föräldrar

Föräldrar behöver också förberedelse för att kunna vara tillgängliga som stöd för barnet. En närvarande, trygg förälder är det viktigaste stödet för ett barn i en svår situation, medan en starkt orolig förälder kan öka barnets rädsla. Föräldrar känner helt naturligt oro när deras barn går igenom något okänt eller obehagligt. Det kan också vara oroande att känna att man inte har kontrollen eller veta vad som förväntas av en. Ett bra bemötande med tydlig förberedelse som lugnar barnet är lugnande även för föräldrar, men det är också viktigt att föräldern får utrymme att ställa sina frågor. Därutöver behöver föräldrar veta vad som förväntas av dem i situationen och på vilket sätt de bäst kan vara till hjälp.

Jonatan är sju år och har ADHD och epilepsi. Han brukar ha svårt att sitta stilla och samarbetar inte alltid vid olika undersökningar. Hans mamma blir lätt stressad och tjatar mycket, något som mest verkar göra Jonatan arg. När Jonatan ska göra EEG ringer en sköterska upp mamman i förväg. Han berättar hur undersökningen kommer att gå till och låter mamman ställa frågor. Sköterskan säger att han tror att mamman bäst kan hjälpa Jonatan att sitta stilla genom att engagera honom i någon rolig aktivitet medan vårdpersonalen fäster elektroderna. Mamman berättar att Jonatan tycker mycket om att spela UNO. Sköterskan säger att det var en väldigt bra idé. Han föreslår att mamman förbereder Jonatan på vad som ska hända inför undersökningen, men att hon lägger fokus på att de ska spela UNO och ha roligt under tiden. Väl på plats får Jonatan sitta uppbullad med kuddar och ett bord framför sig, så att han kan sitta stilla och fokusera på spelet medan elektroderna sätts på.

Informera och förklara

En stor och viktig del av all sjukvård är samtalet. I samtalet lyssnar vi, ställer frågor och får veta mer om barnet och dess familj, men vi ska också ge information om sjukdomar och diagnoser, om vad som ska hända och varför, och om vad barnet och föräldrarna behöver göra själva.

Information blir tydlig och begriplig om den är strukturerad och sätts in i ett sammanhang. Precis som vid förberedelse kan vi skapa struktur genom att själva tänka igenom vad det är vi vill ha sagt i förväg. Även ett samtal kan vara hjälpt av att förberedas med skrivna punkter eller visuellt stöd. Ett sammanhang kan skapas genom att relatera det vi ska berätta till sådant som barnet redan känner till, till exempel tidigare besök eller undersökningar. Att lämna ett sjukdomsbesked till barn och föräldrar är något som många tycker är utmanande, men egentligen bör vi lägga lika mycket omsorg på hur vi lämnar besked när barn genomgått någon typ av utredning eller undersökning som inte visar tecken på sjukdom. Bara själva undersökningarna och det som ledde till att de gjordes från början kan väcka oro. Idag finns det en stor tillgänglighet för alla att söka information om symptom och behandlingar. Barn och föräldrar kan dock ha svårt att värdera informationen och har inte självklart en förståelse kring hur en medicinsk bedömning går till. En tydlig genomgång om vilka undersökningar som gjorts, vilka prover som tagits, och vad de visat, är så mycket bättre än att bara meddela att alla prover såg bra ut, eller att vi inte hittat något. Det kan tyckas vara omständligt och krävande, men den oro som skapas av att inte förstå, eller att misstänka att läkaren missat något, kan orsaka många extra vårdkontakter och inte sällan nya fysiska symptom hos barn, som i sin tur kostar tid.

Anna är tolv år och har problem med sin mage. Hon har blivit undersökt och fått ta prover, och nu träffar hon en läkare tillsammans med sina föräldrar. Läkaren börjar med att sammanfatta det som Anna och föräldrarna berättade om Annas besvär första gången de träffades. Hon förklarar att hennes viktigaste jobb som läkare är att ta reda på om besvären beror på någon farlig sjukdom, men att de prover som har tagits gör henne helt säker på att det inte är så. Hon berättar också att hon har testat om Anna är allergisk mot gluten, men att hon inte var det. Anna får frågan om det är något speciellt hon själv har tänkt på, eller oroat sig för. Det visar sig att Annas kompis nyligen fått diabetes och att Anna oroat sig mycket för att hon också hade det. Läkaren förklarar att det inte finns någonting av det som Anna berättat, eller som proverna visat, som talar för att Anna har diabetes. Hon berättar att man kan ha mycket ont i magen utan att det beror på någon farlig sjukdom, och att det kan vara lika jobbigt, men att det finns många saker man kan göra för att må bättre.

Vid sjukdomsbesked behöver barn och föräldrar få information om sjukdomen och vad den innebär. Beroende på diagnos och på barnets ålder bör vi ha en plan för hur vi förhåller oss till barnets och föräldrarnas olika behov. En mycket vanlig fråga jag som psykolog i barnsjukvården får från föräldrar till yngre barn är hur de ska förklara sjukdomen för barnet. Det talar för att den uppgiften ofta lämnas till föräldrarna. Det kan vara väldigt svårt för föräldrar eftersom de inte alltid vet vad de ska berätta. De kan också vara rädda för att göra barnet ledset och oroligt. Resultatet kan bli att barnet inte får någon information alls, eller att de bara har fått lyssna när läkaren pratade med föräldrarna. Barn har rätt till att få anpassad information och det är vi i sjukvården som behöver ta ansvar för att det händer. När det gäller mindre allvarliga besked kan det vara en fördel att ha barn och föräldrar tillsammans. Från ca två, tre års ålder kan vi utgå från att barnet har glädje av någon slags egen förklaring. Då bör vi också vända oss till barnet först och ge information på ett sätt som barnet har möjlighet att förstå. När barnet har fått sin förklaring och möjlighet att ställa sina frågor kan vi sen vända oss till föräldrarna, men då är det viktigt att barnet har något meningsfullt att sysselsätta sig med under tiden, eller någon att vara med. Om föräldrarna har många frågor, eller en stark oro som de behöver lyfta, kan det vara lämpligt att barnet lämnar rummet.

Melker är sju år och är inlagd på sjukhus för att han har en blödande tarm. Läkaren kommer in på rummet för att prata. Hon berättar att hon först vill prata direkt med Melker, men att föräldrarna kommer att få möjlighet att ställa frågor i lugn och ro sen. Hon sitter ner med Melker och ritar hur tarmen ser ut. Hon berättar om undersökningen som han har gjort som heter koloskopi. Doktorn visar och ritar att tarmen var sjuk på några ställen och att Melker har en sjukdom som kallas Crohns som har gjort att han har haft ont i magen och blod i bajset. Nu ska hon prata med sina doktorskollegor om vilken medicin som är den bästa för att tarmen ska läka igen. Därefter har läkaren ett enskilt samtal med föräldrarna. Hon frågar om det är något speciellt de vill ta upp eller undrar över och hon låter dem berätta och ställa frågor i lugn och ro. Hon berättar om de undersökningar som gjorts och varför, och hon ger mer utförlig information om diagnosen och olika behandlingsalternativ.

Vid mer allvarliga besked och med lite större barn kan det vara klokt att prata med föräldrar och barn enskilt, men även här kan vi behöva göra avvägningar från fall till fall vad som är rätt, och vem som ska få informationen först. Det kan vara tungt för föräldrar att hantera en egen krisreaktion och det är viktigt att vi säkerställer att de har möjlighet att finnas där som stöd för sitt barn vid svåra besked. Barn och föräldrar kan ha väldigt olika frågor och oroa sig för helt olika saker. Många barn uttrycker att det är okej att föräldrarna får veta först. Andra säger att det är jobbigt i stunden att alla är ledsna, men att det sen kan kännas bra att alla har fått veta samtidigt. Tonåringar kan vara särskilt känsliga för om de upplever att någon undanhåller dem information, men kan samtidigt tycka att det är störande att vara med när föräldrarna ställer massor av frågor. Vid allvarlig sjukdom är det vanligt att barn och föräldrar försöker skydda varandra på olika sätt och det kan leda till att de inte ställer viktiga frågor, eller säger allt de tänker, när de är tillsammans. Det är därför hjälpsamt att erbjuda både barn och föräldrar enskilda samtal, men vi kan sedan behöva hjälpa dem att prata med varandra.

Neo är femton år och har fått cancer. Han och föräldrarna har haft flera läkarsamtal tillsammans, men Neo har varit sluten och inte haft så många frågor. Nu har han fått komma hem, efter att ha fått en porth-a-cath inopererad, och väntar på att få starta upp behandling. På kvällen blir Neo ledsen. Plötsligt har han många frågor: Vad är det där för en »dosa« de har opererat in? Vad gör den i min kropp? Ska jag ha den alltid? Föräldrarna ringer sjukhuset, som erbjuder Neo att komma på ett eget samtal. En sköterska visar honom en porth-a-cath och förklarar mer ingående hur den fungerar och vad den gör. Efter hand ställer Neo fler frågor om själva sjukdomen. Sköterskan frågar om det är något speciellt Neo har funderingar kring. Han undrar om han kommer att kunna börja gymnasiet som vanligt och ifall han kommer att kunna träna. När de har pratat om det säger Neo att han också funderar kring om man mår mycket dåligt av behandlingen och hur stor risk det är att man dör. Sköterskan säger att det är bra att Neo ställer de här frågorna, även om allt inte går att svara på. Hon säger att det nog är bra för Neos föräldrar att veta vad han tänker på, och frågar om det är okej att de bjuder in dem i samtalet också. Neo säger att det är okej att de pratar med föräldrarna om skola och träning, men att han inte vill prata med dem om döden just nu.

Information i olika åldrar

Småbarn 0–2 år

I den här åldern är det framför allt föräldrarna som får information. Eftersom barnet oftast är med föräldrarna behöver samtalet ske i ett lugnt sammanhang. Föräldrarna behöver stöttas i att tillgodose sitt barns behov även under samtalet, eller så behöver någon annan gå in och vara med barnet.

Förskolebarn 2–6 år

Barnet behöver en enkel och kortfattad förklaring som utgår från sådant som barnet redan känner till. Barnet behöver ett namn för sin sjukdom, och en tydlig förklaring på vilken del av kroppen som är sjuk, men vi bör använda ord som är välkända. Fokus ska ligga på sjukdomens konkreta konsekvenser för barnet här och nu och i den närmaste framtiden. Tydliggör genom att visa med riktiga föremål, genom att visa bilder, eller genom att rita. Anpassa samtalens längd till barnets uppmärksamhetsspann. Även om barn i den här åldern har rätt till information är det inte alltid säkert att de är intresserade i stunden. Då är det viktigt att inte tränga sig på, då de också har rätt att välja att inte vara delaktiga. Vissa barn ställer frågor, andra barn i den här åldern visar sina tankar och funderingar genom leken, och uttrycker sina frågor som påståenden, så det är bra att vara uppmärksam på vad barnet gör och säger, för att kunna upptäcka och räta ut missförstånd.

Skolbarn 7–12 år

Fråga barnet vad hen redan vet. Berätta enkla fakta för barnet och svara ärligt på barnets frågor, men överskatta inte barnets förmåga att förstå det som är abstrakt, eller långsiktiga konsekvenser. Be barnet sammanfatta det du har sagt för att få en uppfattning om att hen har förstått. Sammanfatta information och överenskommelser i enkla skriftliga punkter eller rita. Ett barn i tidig skolålder kan behöva hjälp av föräldrarna för att komma i gång och berätta om sig själva, men kan också behöva hjälp att få hålla kvar ordet om föräldern tar över.

Tonåringar

Fråga tonåringen vad hen redan vet och vad hen vill veta. Berätta utförligt och ärligt och svara på tonåringens frågor. Våga säga att du inte vet om du inte gör det. Sammanfatta information muntligt och skriftligt. Var aktiv och undvik alltför öppna frågor och långa tystnader, speciellt med tonåringar som verkar osäkra. Respektera tonåringens önskemål om att ha föräldrarna med i samtalet eller inte. Tonåringar, och även yngre barn, har rätt till enskilt samtal med sin vårdgivare, men det är viktigt att vi är tydliga med hur vi hanterar det som kommer fram. Det kan vara bra att i början av samtalet förklara att vi i vissa fall behöver involvera föräldrarna, även mot barnets önskan, och att vi har anmälningsplikt om vi misstänker att barnet far illa. I övrigt är det oftast bäst att diskutera och göra en överenskommelse om vilken information som ska delas med föräldrarna och hur.

Informera vid funktionshinder

Barn med funktionsnedsättningar har samma rätt att få förberedelse och förklaringar som alla andra barn. Ibland kräver det specialkunskaper, men mycket av det som är nödvändigt för barn med funktionsnedsättning, som till exempel bildstöd, är som vi har sett egentligen bra för alla. Med bra rutiner för alla kommer vi långt, men jag tänkte ändå ta upp några saker som kan vara bra att känna till, och tänka på lite extra när det gäller barn med funktionsnedsättningar.

Intellektuella funktionsnedsättningar och språkstörning:

Utgå från att du kan hjälpa barnet att förstå bättre och att uttrycka sig, men att du kanske behöver göra det på en annan mognadsnivå än den faktiska åldern. Detta gäller även om barnet inte har ett eget talat språk Att tala i enkla meningar, använda bildstöd eller konkreta föremål ökar tydligheten. Även barn och ungdomar som har ett talat språk kan ha svårare än jämnåriga att förstå abstrakta begrepp och utförliga förklaringar. Ta reda på om barnet har något alternativt kommunikationssätt som till exempel TAKK (tecken som alternativ eller kompletterande kommunikation), eller en kommunikationsdator, och se till att barnet har någon som kan tolka hens kommunikation. Förutsätt att barnet kan uttrycka sig på något sätt om du inte får tydlig information om motsatsen. För många barn med intellektuell funktionsnedsättning kan det ta lång tid att processa information och att formulera en respons, så ge bara lite information i taget, och ge barnet tid att ta in det som sagts.

Autism

Autismspektrumstörningar kan te sig väldigt olika hos individer beroende på graden av autism och på övrig begåvningsnivå. Generellt gäller att barn med autism har en mer konkret förståelse av tillvaron. De har ofta vissa planeringssvårigheter, är känsliga för nya situationer och förändringar. Även små detaljer som kan uppfattas som obetydliga av andra kan få stora konsekvenser för ett barn med autism. Det är därför viktigt att vara noggrann med att ge korrekt och konsekvent information. Förberedelse behöver vara så lik den faktiska händelsen som möjligt. För återkommande händelser kan det vara bra att skapa en tydlig rutin som alltid börjar och slutar på samma sätt och som kan tydliggöras med hjälp av bilder eller föremål. I samtal är det bra att vara konkret och precis, och så långt som möjligt undvika generaliseringar eller vaga begrepp. Autism innebär svårigheter att hantera sinnesintryck, så vi kan behöva vara extra noga med en lugn miljö när vi informerar.

ADHD/ADD

Barn med ADHD har ofta svårt att fokusera på sådant de själva inte har valt.
Det är lätt att de missförstår eller missar information i en given situation. Barn med ADHD har ett lätt triggat belöningssystem och har svårt att välja bort kortsiktiga belöningar för långsiktiga konsekvenser. Att delta i ett samtal som innebär ansträngning eller jobbiga känslor kan därför vara svårt, särskilt om det finns något som distraherar eller om det finns något som barnet hellre vill göra. De har också nedsatt arbetsminne som gör att de lättare glömmer vad som har sagts. Liksom vid autism är det bra att tänka på att ha samtal i en störningsfri miljö. Ge inte för mycket information i taget. Upprepa och sammanfatta med bilder eller i skrift. Be barnet förklara för dig så att missförstånd kan redas ut direkt.

Även om det pratas mycket mer idag om funktionsnedsättningar och funktionsvariationer finns det fortfarande ett stort stigma runt dem. Att inte förstå, hänga med eller komma ihåg är skambelagt, och något både barn och föräldrar kan försöka dölja, för att slippa tappa ansiktet. Av samma anledning kan de ibland reagera på vissa saker som egentligen hade varit till hjälp, om det skapar en känsla av att bli särbehandlad eller dumförklarad. Vi kan motverka det genom att understryka att det är en del av våra rutiner att till exempel använda bildstöd, eller att alltid be den andra sammanfatta vad som bestämts i slutet av ett samtal.

Litteratur

Bergenek, M. (2022). *Att möta barn med autism i sjukvården*. [Video]. YouTube. https://www.youtube.com/watch?v=hazVGQLsHoM&t=1138s

Björkman, B. (2014). Kommunikation inför röntgenundersökning. I M. Söderbäck (red.), *Kommunikation med barn och unga i vården*. (s. 121–129). Liber.

Börjesson, M. (2012). *Motivation och medkänsla. Om att samtala med tonåringar.* Studentlitteratur.

Edwinsson Månsson, M. (1988). *Barn behöver få veta*. LIC Förlag.

Edwinson Månsson, M. (1992). *The value of informing Children prior to examination and procedures.* [Doktorsavhandling, Lunds Universitet].

Grufman, M. & Krabbe, M. (2014). Kommunikation med tonåringar som söker vård. I M. Söderbäck (red.), *Kommunikation med barn och unga i vården*. (s. 101–118). Liber.

Heeyeon, S., Haase, J.E., Docherty, S.L. (2022). The Concept of Double Protection in the Childhood Cancer Context. *Cancer nursing, (00:0).*

Johansson, A. (2019). Att möta och kommunicera med barn och deras föräldrar. I B. Fossum (Red.), *Kommunikation Samtal och bemötande i vården,* (3 uppl., s. 287–307).

Kleye, I., Hedén, L., Karlsson, K., Sundler, A. J., & Darcy, L. (2021). Children's individual voices are required for adequate management of fear and pain during hospital care and treatment. *Scandinavian journal of caring sciences, 35*(2), 530–537.

Krauss, B. S. (2015). »This may hurt«: predictions in procedural disclosure may do harm. *BMJ (Clinical research ed.), 350,* h649.

Kreichbergs, U., Hager Budny, M. (2014). Samtal med barn och deras familjer om döden. I M. Söderbäck (red.), *Kommunikation med barn och unga i vården*. (s. 168–178). Liber.

Leroy, P. L., Costa, L. R., Emmanouil, D., van Beukering, A., & Franck, L. S. (2016). Beyond the drugs: nonpharmacologic strategies to optimize procedural care in children. *Current opinion in anaesthesiology, 29 Suppl 1*, 1–13.

Lööf, G., Andersson-Papadogiannakis, N., Karlgren, K., & Silén, C. (2018). Web-Based Learning for Children in Pediatric Care: Qualitative Study Assessing Educational Challenges. *JMIR perioperative medicine, 1*(2), e10203.

Lööf, G., Andersson-Papadogiannakis, N., & Silén, C. (2019). Children's own perspectives demonstrate the need to improve paediatric perioperative care. *Nursing open, 6*(4), 1363–1371.

Lööf, G., & Lönnqvist, P. A. (2022). Role of information and preparation for improvement of pediatric perioperative care. *Paediatric anaesthesia, 32*(5), 600–608.

McMurtry, M. C., Chambers, C. T., McGrath, P. J., & Asp, E. (2010). When »don't worry« communicates fear: Children's perceptions of parental reassurance and distraction during a painful medical procedure. *Pain, 150*(1), 52–58.

Nationellt kompetenscentrum anhöriga. (2022, 9 februari). *Berätta som det är*. Opratat.se. https://anhoriga.se/opratat/alla-berattelser/barn/beratta-som-det-ar/

Nationellt kompetenscentrum anhöriga. (2022, 9 februari). *Gråter hellre direkt*. Opratat.se. https://anhoriga.se/opratat/alla-berattelser/barn/grater-hellre-direkt/

NOBAB Sverige. (1988). *NOBAB:s standard – nordisk standard för barn och ungdomar inom hälso- och sjukvård*. Nobab.se. https://www.nobab.se/_files/ugd/24f0dd_80ad87eeb62f4837a706d8b460510495.pdf

Pendleton, D., Schofield, T., Tate, P. & Havelock, P. (1994). *Konsultationen – kommunikation mellan läkare och patient*. Studentlitteratur.

Renlund, C., (2007). *Doktorn kunde inte riktigt laga mig.* Göteborg: Gothia förlag.

Sjöström, C. (2018). Funktionella somatiska symptom kräver biopsykosocial kompetens. *Läkartidningen, 115*(38).

Socialstyrelsen. (2018). *Att samtala med barn.* [Kunskapsstöd för socialtjänsten, hälso- och sjukvården och tandvården]. https://www.socialstyrelsen.se/globalassets/sharepoint-dokument/artikelkatalog/kunskapsstod/2018-11-14.pdf

Specialpedagogiska skolmyndigheten. (2023). *Tydliggörande pedagogik i förskolan* [referensdokument]. https://www.spsm.se/globalassets/studiepaket-npf/forskola/nya-referensdokument/tydliggorande-pedagogik-i-forskolan---referensdokument.pdf

Weitzman, E. (2017). *It takes two to talk: A Practical Guide For Parents of Children With Language Delays.* Hanen Centre.

Wilder, J. (2014). Kommunikation med barn som har funktionsnedsättning. I M. Söderbäck (red.), *Kommunikation med barn och unga i vården.* (s. 190–200). Liber.

Öman Gräll, Å., Stagling, E., (2011). *På lek och allvar. Bemötande och bildstöd vid: förberedelse, medicinska procedurer, bearbetning, injektionsrädsla.* Akademiska sjukhuset, Landstinget i Uppsala län.

Att skapa hanterbarhet

En situation kan sägas vara hanterbar när vi på något sätt upplever att vi bemästrar den och har en viss kontroll över den. Om situationen väcker obehag eller negativa känslor, kan vi ändå uppfatta den som hanterbar om inte känslorna blir alltför överväldigande, och om vi lyckas återfinna något slags lugn och jämvikt efteråt. Man skulle kunna säga att hanterbarhet är en slags motsats till stress. På samma sätt som stress, påverkas upplevelsen av hanterbarhet både av situationen i sig, av vilka psykologiska resurser vi har med oss in i den, och av vilken hjälp vi får av omgivningen. Små barn har begränsade möjligheter att hantera obehag och starka känslor på egen hand. De är beroende av vuxna och framför allt sina föräldrar, men föräldrarna behöver också uppleva situationen som hanterbar för att kunna vara ett bra stöd för sina barn. När vi funderar över situationer som kan vara svårhanterliga i barnsjukvården tänker vi kanske i första hand på olika sjukvårdsprocedurer. Det är ett viktigt område, men även samtal kan väcka negativa känslor och ge upplevelsen av att förlora kontrollen hos både barn och föräldrar.

Att rusta psyket

Vår psykologiska förmåga att hantera obehag ser olika ut och den utvecklas genom livet utifrån våra erfarenheter. I sjukvården kan vi inte påverka vad någon har med sig i bagaget, men det finns ändå mycket vi kan göra för att hjälpa barn och föräldrar att hantera utmaningarna som väntar.

För alla, både barn och föräldrar, gäller det faktum, att vår tålighet ökar om våra grundläggande behov är tillgodosedda. Vi har bättre tillgång till våra psykologiska resurser när vi är mätta och utsövda, och när vi inte är akut stressade. All vård går inte att planera, men i den mån det går, kan det här vara något att ta med i beräkningen. Om vi redan i förväg vet att vi har att göra med barn eller föräldrar som har svårigheter att hantera känslor, kan det vara nödvändigt att tänka på för att vården ska kunna genomföras. Om miljön runt omkring är lugn och fri från distraktioner, är det lättare för psyket att ta in information, och hantera det som är påfrestande. Genom att avsätta tillräckligt med tid, och att se till att kunna vara på en bekväm och ostörd plats vid viktiga samtal, ger vi både familjen och oss själva bättre förutsättningar att hantera såväl det som sägs som de känslor som kan uppstå. Genom att till exempel tala med lugna röster, inte ha diskussioner precis innan, eller samtidigt som en procedur ska utföras, kan vi begränsa stressande intryck och skapa bättre förutsättningar att hantera det som sker. Vi behöver också påminna oss om att vi som arbetar i vården i allra högsta grad är en del av miljön runt barnet och föräldrarna. Eftersom känslor lätt smittar av sig kan vi hjälpa till att skapa lugn genom att lära oss att behålla, eller återta, vårt eget.

I akut kris och i skrämmande situationer är en av de viktigaste hanteringsfaktorerna att ha någon man litar på i närheten. För barn är det oftast föräldrarna som utgör den tryggheten. En studie där barn fick rita hur de upplevde provtagningssituationer, visade att barn som var rädda vid provtagning bara ritade sig själva och sprutan/nålen. Barn som tyckte att det var okej, beskrev att de blev ledsna, men ritade föräldern efter sig själva och beskrev föräldern som den som tröstade. Samtidigt finns det studier som pekar på att stark oro hos föräldrar kan göra det svårare för ett barn att hantera situationen. En betydelsefull del i att rusta barnet är därför att stärka föräldrarna, genom att hjälpa dem att hantera sin oro och genom att tydliggöra deras roll. Föräldrar kan uppleva en stor maktlöshet när de inte vet hur de kan bidra i en situation, och maktlösheten kan driva dem till att handla på ett sätt som är ohjälpsamt. Vi behöver bekräfta och lyfta fram föräldern som viktig, men också konkret förklara, eller visa hur. Om en förälder på grund av ohanterlig oro inte klarar av att stödja sitt barn är det ofta bättre om den andra föräldern, eller någon annan som barnet har tillit till, tar över. Vi måste dock fortsätta att stödja och bekräfta den oroliga föräldern så att det inte upplevs som ett misslyckande att backa, och gärna visa hur föräldern kan finnas där för sitt barn på andra sätt.

Det allra bästa vi kan göra för att rusta barn psykiskt för framtida vårdsituationer, är att se vården som ett kretslopp, och att aktivt arbeta för att det som händer här och nu blir en god erfarenhet att bygga vidare på. Att, som jag skrivit i kapitlen innan, ge tid för att skapa god kontakt, och att arbeta för att vården ska vara begriplig, är delar i detta, och räcker långt för många barn. Det bidrar till känslan av kontroll och gör i sig självt vården mer hanterbar. Om vi ser till att ha kunskap om det enskilda barnets behov och önskemål, finns det stora möjligheter att skapa en bra situation där barn upplever kontroll och delaktighet. Det kanske innebär lite mer tid och arbete i ett visst läge, men det sparar tid i längden och det minskar mycket lidande. Därutöver bör vården ha genomarbetade strategier för att hantera svåra situationer som kan uppstå, för att kunna agera lugnt och professionellt till exempel när ett barn inte vill eller kan samverka. Att ha en överenskommen rutin kring i vilka situationer man ska backa och ge barnet en chans att lugna sig, eller när man ska avbryta helt och göra en ny plan, till exempel med någon form av sedering, skapar tydlighet och trygghet. Likaså bör det finnas en samsyn kring vilka åtgärder som är så akuta att det är nödvändigt att tvinga barnet, och hur detta i så fall kan göras på ett för barnet hanterbart sätt.

Milton är tio år och har autism. Han kommer till barnmottagningen med sin pappa för att ta prover, men redan på väg in från väntrummet är han mycket orolig. Efter mycket lock och pock går han med på att sätta sig i provtagningsstolen, men sen är det stopp. Milton får panik och vill därifrån. Eftersom proverna inte är akuta bestämmer sig sköterskan för att avbryta. Hon talar lugnt till Milton och säger att han var jättemodig som vågade sitta i stolen. Milton lugnar sig lite och de kan prata lite om dinosaurien som Milton har med sig. En ny tid blir bokad och sköterskan föreslår att pappan kan förbereda Milton genom att titta på en film om provtagning och genom att ladda ner ett nytt spel på iPaden som han kan distrahera sig med. De bestämmer dock att om Milton blir lika rädd, så ska man göra en ny plan så att han kan få lugnande medicin inför provtagning fortsättningsvis.

När vi funderar över i vilka situationer vi skulle kunna backa kan det vara på sin plats att reflektera över varför vi oftast inte gör det, även i situationer som inte är akuta. Tidsbrist anges ofta som en anledning och kortsiktigt är det kanske så att vi vinner tid på att saker blir gjorda. Både vårdpersonal och föräldrar kan ha en stark drivkraft att få någonting gjort på den tid som avsatts, även om det egentligen inte är akut. För de vuxna kan det också handla om en känsla av misslyckande att inte ha kunnat genomföra det som planerats. Man kan uppleva det som ett nederlag eller som att barnet fått styra för mycket. Om det saknas rutiner för att erbjuda barn en reträttväg, eller lämplig sedering, och det inte heller finns kunskap för att ge barn adekvat psykologiskt stöd, kan det skapa press att fortsätta trots barnets protester, eftersom man kanske inte tänker att det blir någon skillnad nästa gång ändå. Då kan det vara hjälpsamt att försöka se situationen som en rad av små steg, där barnet kanske klarat flera, i stället för att fokusera på det som inte blev av. Om vi kan tänka oss att se även en delvis genomförd procedur som en framgång, och signalera det till barnet, är det troligt att barnet nästa gång kommer att möta situationen med lite större tillförsikt och kanske vågar utmana sig lite mer.

Hantera känslor

Ett av de områden där blivande läkare får kommunikationsträning är kring hur man ska lämna svåra besked. Det finns olika kommunikationsmodeller som lärs ut och används i detta syfte, men både forskare och kliniker har konstaterat att modellerna inte är tillräckliga. De måste kompletteras med generella kommunikationsfärdigheter, inte minst färdigheten att uppfatta och hantera känslor. Dessutom är det, som jag skrivit om tidigare i boken, inte alls bara sådant som innebär medicinskt svåra besked som kan väcka känslor i barnsjukvården. Ett besked om behandlingsbar sjukdom som innebär förändrade rutiner och många sjukvårdsbesök kan innebära kris för en barnfamilj. Ett besked om att ingen sjukdom hittats i samband med starka symptom kan väcka både oro och ilska. Omvänt kan ett besked om en allvarlig sjukdom eller funktionsnedsättning tas emot med lugn och till och med lättnad av någon som länge levt i ovisshet. Vilka känslor som faktiskt uppstår i ett vårdmöte handlar om ett komplext samspel mellan alla som befinner sig i rummet, deras tidigare erfarenheter och förväntningar, och det som händer. Det är inte heller bara läkare som har svåra och viktiga samtal i barnsjukvården. Många frågor kommer till sjuksköterskan efter att läkaren lämnat information. De mest hemliga tankarna och känslorna kanske delas med undersköterskan som kommer in på natten.

Ett sätt att bli bättre på att hantera känslor i vården är att lära sig notera, sätta ord på och validera de känslor som uppstår i stunden. Att notera känslor kan vi alla bli bättre på genom att lära oss känna igen subtila känslomässiga ledtrådar både hos oss själva och hos andra. Känslor innefattar både tanke-mässiga processer, kroppsliga reaktioner och impulser att handla, så även känslor som inte uttrycks tydligt visar sig ofta, till exempel i kroppsspråk, hållning och tonläge. Andra ledtrådar kan vara plötsliga byten av samtals-ämne, eller många frågor. Barn har ofta lätt att fånga upp känslomässiga ledtrådar hos andra, så ett barn som plötsligt blir oroligt eller söker upp-märksamhet kan både vara en ledtråd för en känsla hos barnet och för en känsla hos de vuxna som barnet fångar upp.

Genom att använda de strategier för kontaktskapande som jag beskrev i ett tidigare kapitel lägger vi en god grund för att observera och lägga märke till känslomässiga ledtrådar. I samtal blir vi mer uppmärksamma när vi an-vänder ögonkontakt och aktivt lyssnande. Känslomässiga ledtrådar ger oss information kring vad vi kan förvänta oss i mötet, men hjälper oss också att tidigt märka om det är något av det som händer i mötet som väcker känslor.

Unni är nio år och är på ett läkarbesök där hon får besked att hon har astma. Läkaren har inte avsatt så mycket tid för samtalet, och är på väg att börja förklara hur medicinen fungerar, när han ser att Unnis mamma har tårfyllda ögon. Läkaren noterar att han själv blir lite anspänd och att tanken »Astma är väl inget att bli ledsen för« far förbi. Hans första impuls är att säga till mamman att hon inte ska oroa sig och att det här kommer att bli bra, men han hejdar sig. Han säger i stället att han ser att mamman verkar ledsen, och frågar vad hon tänker på. Mamman förklarar att det har varit väldigt mycket på sista tiden. Att hon är glad att Unni ska få hjälp för sin astma, men att det känns överväldigande att ha en sak till att hålla reda på. Läkaren nickar förstående och säger att det är vanligt att känna så i början, men att astmabehandlingen snabbt brukar bli en vana som många barn hanterar bra själva. En tår rinner ner för mammans kind, men hon ser mer avslappnad ut, och läkaren känner också ett lugn.

När vi uppfattar känslomässiga ledtrådar behöver vi utforska vidare: Finns det fler ledtrådar? Vad är det för känsla det verkar handla om? Uttrycker barn och föräldrar samma typ av känsla, eller olika? Vad uppfattar jag för känslomässiga ledtrådar hos mig själv? Även om vi inte kan definiera känslan eller var den kommer ifrån är det värdefullt att stanna upp och sätta ord på det som händer. Ibland räcker det att vi gör det för oss själva, men det är ofta bra att göra det tillsammans med barn och föräldrar. Många är rädda för att negativa känslor ska bli värre om vi uppmärksammar dem, men att benämna och sätta ord på känslor är tvärtom en känsloreglerande strategi i sig själv. En av anledningarna till det är att vi, genom att sätta ord på känslorna, intar en mer accepterande hållning gentemot dem. Om vi ser på känslor som problem som måste avvärjas ökar risken att känslomässiga signaler aktiverar vårt inneboende hotsystem. Det leder till att vi får svårare att ta in olika perspektiv och att vi agerar mer impulsivt utifrån kamp eller flykt. Om vi i stället ser på känslor som något som finns naturligt i situationen, och som dessutom kan ge oss värdefull information, blir de mindre skrämmande. Det hjälper oss att hålla oss lugna även i utmanande situationer och att stärka relationerna med både barn och föräldrar.

Validerande kommunikation

Validerande kommunikation, eller att validera, är ett konkret verktyg för att förmedla värme och empati. Begreppet introducerades först inom en form av psykoterapi utformad för att behandla svåra personlighetsstörningar, dialektisk beteendeterapi (DBT). Efter hand har det visat sig att detta sätt att kommunicera är användbart i många situationer, och även i sjukvården. Det lugnar oro, det kan hjälpa till att öka motivation och följsamhet, och det kan till och med minska upplevd smärta. Begreppet validering kommer från latinets *validare* som betyder »att göra giltigt« och innebär ett sätt att kommunicera där vi signalerar bekräftelse för en annan persons upplevelser och känslor, samtidigt som vi är tydliga med att det kan finnas alternativa sätt att handla eller hantera dessa upplevelser.

Att bekräfta känslor som vi uppfattar som problematiska eller orimliga kan verka konstigt eller ovant. Det kan kännas som att vi ger den oroliga personen rätt, eller att vi spär på oron om vi säger att vi förstår den. Därför säger vi gärna saker som att »det där behöver du inte oroa dig för« eller »lugna dig nu« i all välmening, och i hopp om att oron ska minska. Problemet är att det sällan fungerar. Vid stark oro är det helt enkelt inte effektivt, och har dessutom ofta effekten att den orolige känner sig avfärdad och misstrodd, något som snarare ökar oron och riskerar att skada relationen. När vi i stället bekräftar och giltigförklarar en känsla eller upplevelse, gör vi flera saker som är effektiva. Vi visar på det naturliga i känslomässiga reaktioner och att vi inte ser känslan, eller personen som uttrycker den, som ett problem. Att få uttrycka och sätta ord på känslor utan att känna sig dömd är i sig hjälpsamt för att hantera dem. Den som får sina känslor bekräftade känner sig hörd och sedd, något som främjar självkänslan och stärker relationen. Bekräftandet av känslor skapar därför bättre förutsättningar att diskutera eventuella problem som känslorna för med sig.

Min erfarenhet är att barn och föräldrar som känt sig bekräftade ofta självmant tar upp egna utmaningar, eller sådant de skäms för. De som i stället känt sig ifrågasatta slår ifrån sig och går i försvar när någon försöker diskutera problem, och då behövs extra mycket validerande kommunikation för att återskapa tilliten. Att validera innebär inte att man håller med om allt en person säger, att man tycker synd om någon, eller att man tar över ansvaret. Tvärtom innebär validering också att visa tilltro till individens förmåga att ta eget ansvar och göra kloka val, trots starka känslor. Vi validerar inte bara med ord, utan också med vårt beteende. Att stanna kvar, att hålla ögonkontakt, och att visa att vi lyssnar, är också validerande kommunikation som ger tyngd och trovärdighet åt det vi säger.

Elvira är rädd för att ta blodprov. Hon säger att hon är rädd att det ska göra ont. Sköterskan sätter sig ner på huk och pratar direkt med Elvira. Hon säger

»Jag förstår att det kan kännas läskigt och ibland gör det ont, men vet du, jag kan visa dig ett bra sätt att andas som gör att det känns mindre!«

Liam har drabbats av hjärnhinneinflammation och hans föräldrar är upprörda för att de behövde söka vård flera gånger innan det upptäcktes. De är kritiska till mycket och har svårt att lita på vården. Liams läkare avsätter tid för ett extra samtal med föräldrarna där de får berätta hur det har varit och vad de är kritiska mot. Med jämna mellanrum gör hon en liten sammanfattning av det föräldrarna säger, men i övrigt lyssnar hon, och låter dem tala till punkt. När de är färdiga säger hon att hon förstår att föräldrarna är kritiska utifrån hur situationen blev för dem och att det måste vara tufft att inte riktigt känna tillit. Hon går igenom journalen med dem och förklarar vad som legat till grund för de bedömningar som gjorts längs vägen. När föräldrarna fått berätta blir de lugnare och säger att de inser att det kanske fanns skäl till att inflammationen inte upptäcktes från början, men att det ändå finns saker de hade önskat var annorlunda. Läkaren ber dem skriva ner sådant de tänkt på och lovar att förmedla detta vidare.

Motsatsen till validerande kommunikation är invaliderande kommunikation, eller invalidering. Vid invalidering ifrågasätts, bedöms eller trivialiseras en persons upplevelse och känslor, något som brukar öka oro och misstro och blockera möjligheten till att bygga upp en bra allians. Att tala om för någon hur den borde eller inte borde känna, tycka eller tänka är invaliderande. Likaså är det invaliderande att behandla någon annan som skör och inkapabel.

Invaliderande kommunikation är ganska vanlig i sjukvården, men nästan aldrig medveten. Ibland kan det bero på stress, men ofta beror det på att vi tenderar att hamna i kommunikativa fällor, när vi egentligen menar väl. Det kan till exempel vara när barn eller föräldrar uttrycker oro som vi vill hjälpa dem med, eller när vi försöker motivera dem till förändring. Det kan också vara när de uttrycker åsikter som vi inte håller med om, eller som vi uppfattar som problematiska. Även vi som vårdpersonal kan känna oss invaliderade av barn och föräldrar, till exempel när vi blir ifrågasatta, och det kan trigga en försvarsreaktion som gör att vi blir invaliderande tillbaka.

Den som ofta blir invaliderande uppfattas lätt som oempatisk och arrogant, något som barn och föräldrar upplever som ett av de största hindren för bra kommunikation.

Wendy, elva år, är inlagd på sjukhus på grund av sin tarmsjukdom. Hon ska få dropp, men hon säger att hon inte vill och att hon är rädd att det ska göra ont. Sköterskan som är upptagen med att förbereda droppet säger »Det här klarar väl du som är så stor, det är inget att vara rädd för!« När Wendy fortsätter att protestera säger hon stressat »Nej, vet du vad, vi måste faktiskt göra det här, så nu får du lugna ner dig!«

Nicolas föräldrar är upprörda då ett misstag gjorde att han fick sitt cellgifts-dropp under en timme i stället för under sex timmar. De har bett om att få tala med läkaren. Läkaren tittar in oplanerat och säger att han hört att de ville något. När föräldrarna börjar berätta avbryter läkaren och säger »Ja, jag hörde om det, men det behöver ni inte tänka på, det är ingen fara.« För- äldrarna säger att de ändå är kritiska till att det begås sådana här misstag. Läkaren svarar att föräldrarna faktiskt måste förstå att de som jobbar i vården också är människor som gör misstag och att föräldrarna borde fokusera på det som blir bra i stället. Sedan säger han att han måste gå till ett annat möte.

Att arbeta med validerande kommunikation är en väldigt stark intervention som kräver ett medvetet och aktivt ställningstagande och även övning. Ju mer oro och starka känslor det finns hos och runt ett barn, desto mer aktivt behöver vi validera. Man kan tänka att man i dessa situationer »vrider på valideringskranen«. Att dessutom kunna validera även i situationer där vi själva blir upprörda eller ifrågasatta är ett bra sätt för oss som är profes- sionella att ta ansvar i problemsituationer. Att klara av att ta det ansvaret handlar förstås i grund och botten om att vi måste vara medvetna om, och kunna hantera, våra egna känslor så pass att vi inte reagerar reflexmässigt på problem, utan kan göra medvetna val. Då är det bra att komma ihåg att validering fungerar bra även för en själv och mellan kollegor.

Sköterskan som skulle sätta nål på Wendy kommer ut på sköterskeexpeditio- nen. »Åh, vad jobbigt det var därinne, säger hon. Man kan ju tycka att en elvaåring borde kunna förstå att hon måste samarbeta!« Hennes kollega säger att hon förstår att det är frustrerande, speciellt när det är så stressigt som det är idag. Sen frågar hon om inte kollegan tror att det skulle hjälpa om hon satte sig ner med Wendy en stund och frågade hur hon vill ha det nästa gång.

Litteratur

Baile, W. F., Buckman, R., Lenzi, R., Glober, G., Beale, E. A., & Kudelka, A. P. (2000). SPIKES-A six-step protocol for delivering bad news: application to the patient with cancer. *The oncologist, 5*(4), 302–311.

Barnato, A. E. (2021). Emotion and Decision Making in the Clinical Encounter. I R. Schwartz, J.A. Hall & L.G. Osterberg (Red.), *Emotion in the Clinical Encounter* (s. 343–361). McGraw Hill.

Braide, L., Nilsson, E. (2015). *Validera mera! Effekterna av en kort färdighetsträning i valideringsteknik för läkarstudenter.* [Examensuppsats, Örebro universitet].

Danielsson, A., Dahlstrand, H., Edvinsson, F., Tranberg, M., Wrangsjö, A., & Fürst, C. J. (2016). Svåra samtal med patienter tränas på kurs med skådespelare: En medveten strategi hjälper både läkare och patient. Läkartidningen, 113(47).

Gilliam, B-M. (2020). *Barns delaktighet i pediatrisk vård – perspektiv, erfarenheter och möjligheter till förändring utifrån barn med långvarig sjukdom.* [Doktorsavhandling, Halmstad Universitet].

Harder, M. Kommunikation med barn vid hälsobesök inom barnhälsovård. I M. Söderbäck (red.), *Kommunikation med barn och unga i vården.* (s. 190–200). Liber.

Hedrenius, S. & Johansson, S. (2013). *Krisstöd vid olyckor, katastrofer och svåra händelser: Att stärka människors motståndskraft.* Natur & Kultur.

Izanloo, A. (2018). How to break bad news?: Systematic Review. *The Cancer Press 4,* 12–23.

Johansson, A. (2019). Att möta och kommunicera med barn och deras föräldrar. I B. Fossum (Red.), *Kommunikation Samtal och bemötande i vården,* (3 uppl., s. 287–307).

Kazak et al. (2005). An Integrative Model of Pediatric Medical Traumatic Stress. *Journal of pediatric psychology, 31*(4), 343–355.

Krauss, B. A., & Krauss, B. S. (2019). Managing the Frightened Child. *Annals of emergency medicine, 74*(1), 30–35.

Krauss, B.A., Leroy, P.L., Krauss, B.S. (2021). Managing Emotion in Medical Encounters with Children. I R. Schwartz, J.A. Hall & L.G. Osterberg (Red.), *Emotion in the Clinical Encounter* (s. 209–238). McGraw Hill.

Kreichbergs, U., Hager Budny, M. (2014). Samtal med barn och deras familjer om döden. I M. Söderbäck (red.), *Kommunikation med barn och unga i vården.* (s. 168–178). Liber.

Leroy, P. L., Costa, L. R., Emmanouil, D., van Beukering, A., & Franck, L. S. (2016). Beyond the drugs: nonpharmacologic strategies to optimize procedural care in children. *Current opinion in anaesthesiology, 29 Suppl 1*, 1–13.

Linehan, Marsha M. (1993). Cognitive-behavioral treatment of borderline personality disorder. New York, NY: The Guilford Press.

Linton, S. J., McCracken, L. M., & Vlaeyen, J. W. S. (2008). Reassurance: Help or hinder in the treatment of pain. Pain, 134(1), 5–8.

Mikhailovich, K., & Morrison, P. (2007). Discussing childhood overweight and obesity with parents: a health communication dilemma. *Journal of child health care: for professionals working with children in the hospital and community, 11*(4), 311–322.

Pendleton, D., Schofield, T., Tate, P. & Havelock, P. (1994). *Konsultationen – kommunikation mellan läkare och patient.* Studentlitteratur.

Risholm Mothander, P., Broberg, A. (2018). *Att möta små barn och deras föräldrar i vården. Om anknytning, utveckling och samspel.* Natur & Kultur.

Seifart, C., Hofmann, M., Bär, T., Riera Knorrenschild, J., Seifart, U., & Rief, W. (2014). Breaking bad news – what patients want and what they get: evaluating the SPIKES protocol in Germany. *Annals of oncology: official journal of the European Society for Medical Oncology, 25*(3), 707–711.

Shiota, M.N., Pages, E.B., Bednarek, P.H. (2021). The Functions of Emotion: Evolutionary and Social Perspectives. I R. Schwartz, J.A. Hall & L.G. Osterberg (Red.), *Emotion in the Clinical Encounter* (s. 27–50). McGraw Hill.

Stosic, M. D., Ruben, M. A., Blanch-Hartigan, D. (2021). Perception of Emotion in the Medical visit. I R. Schwartz, J.A. Hall & L.G. Osterberg (Red.), *Emotion in the Clinical Encounter* (s. 113–138). McGraw Hill.

Att skapa meningsfullhet

Det kan kännas svårt att koppla ihop begreppet meningsfullhet med barns sjukdom och lidande, särskilt om vi tänker oss mening som att få svar på frågor om varför eller att kunna se något positivt i det som händer. Antonovsky använder begreppet i en bredare betydelse och beskriver meningsfullhet som en möjlighet att urskilja mönster i det som händer och att kunna relatera dem till personliga värderingar och engagemang. Han menar att det finns ett ömsesidigt samband mellan meningsfullhet och motivation. Om det stämmer kan vårt arbete för att skapa meningsfullhet till exempel vara att kommunicera med barn och föräldrar på ett sätt som tydliggör mönster och som knyter ihop enskilda skeenden till en större helhet. Det kan också vara att bjuda in både barn och föräldrar till delaktighet och samarbete, och att använda motivationsstärkande kommunikationsverktyg för att öka känslan av personligt engagemang.

Att göra en berättelse

Förmågan att sätta in sina upplevelser, både de positiva och de negativa, i en sammanhängande helhet, att skapa en berättelse, är kopplad till psykisk hälsa. I en berättelse är varje enskild händelse en del i ett större sammanhang. Ett enkelt sådant sammanhang kan vara en tidslinje, där det som händer nu relateras till det som hänt före och det som ska hända efter. En annan typ av sammanhang kan vara att relatera sig själv och sina upplevelser till andra som upplevt något liknande. En berättelse kan berättas med ord, men också gestaltas i bild, eller genom olika symboler. På neonatalavdelningen där jag jobbar finns det till exempel en hel vägg med bildkollage från familjer som har varit där innan. Den »fotoväggen« betyder mycket för nyblivna föräldrar till prematura och sjuka barn. Att uppmuntra barn och föräldrar att ta bilder och att skriva dagbok är ett bra sätt att skapa meningsfullhet, inte minst vid längre sjukhusvistelser. Att sätta in information i ett sammanhang av sådant som barnet upplevt, eller känner till sedan tidigare, är också ett bra sätt. Om vi dessutom gör det på en nivå som är begriplig för barnet, och med ord och begrepp som barnet själv kan använda, har vi gett barnet goda möjligheter att själv berätta vidare.

Riivo är sex år och har efter en tids utredning fått diagnosen leukemi. Hans läkare kommer för att berätta om diagnosen för honom. Han har med sig en mapp med olika laminerade bilder på barn, läkare, sprutor och annat som barn kan möta på sjukhus. Han börjar med att lägga fram en bild på en pojke. »*Kommer du ihåg att du var hemma och var trött och hade feber?*« *säger han.* »*Sen har du behövt komma många gånger till sjukhuset och ta en massa blodprover för att vi skulle förstå varför du var så trött.*« *Han visar en bild på ett sjukhus och en spruta.* »*Nu har vi tittat på ditt blod med en speciell maskin och sett att blodet inte är friskt.*« *Han visar bilder på röda och vita blodkroppar och förklarar vad det är som är fel på blodet.* »*För att ditt blod ska bli friskt kommer du att behöva komma till sjukhuset många gånger och få en särskild medicin som hjälper blodet.*« *Han visar en bild på en droppställning.* »*Du kommer att behöva ta fler blodprover för att vi ska kunna se hur blodet mår, men du kommer att få en liten dosa på halsen som gör att vi inte behöver sticka dig varje gång*«. *Han visar en bild på en porth-a-cath. När läkaren har berättat ligger alla bilderna på bordet i en följd. Riivo och hans mamma tar en bild med telefonen så att de kan titta på bilderna igen hemma.*

Yngre barns naturliga sätt att skapa berättelser är genom lek. Barn behöver därför få tid och utrymme att leka även i sjukvården, och lekterapin som finns på alla barnsjukhus är mycket värdefull för barns möjligheter att bearbeta och skapa mening. För äldre barn och för föräldrar kan berättelser formas både genom samtal och genom andra uttryckssätt, som till exempel olika typer av skapande. I lek och skapande blandas fantasi och verklighet, och den egna erfarenheten kan också kopplas ihop med större berättelser, till exempel sagor och myter som berör allmängiltiga existentiella frågeställningar.

Att skapa delaktighet

Nora, som är tio år, har epilepsi. Hon och hennes föräldrar ska på ett team-
besök med läkare, sjuksköterska och psykolog. Teamet läser i journalen från
förra besöket för en månad sen, att Nora har haft kraftiga humörsvängningar
som en biverkan av sin nya medicin. De diskuterar sinsemellan vad de ska
göra åt detta innan besöket, men bestämmer sig för att inte bestämma nå-
gon plan i förväg, innan de har träffat familjen. Nora och hennes föräldrar
får berätta om hur de har haft det sedan sist. Det visar sig att det har blivit
bättre och att föräldrarna tycker att de nu klarar att hantera Noras humör.
Teamet ställer nyfikna frågor kring familjens tankar om vad det är som har
varit hjälpsamt, och om det är något speciellt de själva har ändrat på. Både
Nora och föräldrarna kan ge bra exempel. Teamet frågar familjen om det de
själva gjort har känts tillräckligt eller om de behöver mer hjälp och stöd. De
kommer gemensamt fram till överenskommelsen att inte ändra på något just
nu, men att sköterskan ringer dem om en månad och stämmer av hur det går.

Delaktighet kan ses som motsatsen till hjälplöshet, och en förutsättning för
att skapa ett personligt engagemang. Även riktigt små barn blir mer delak-
tiga genom att vi tar oss tiden att skapa kontakt med dem. Allteftersom barn
blir större, och får bättre möjligheter att uttrycka egen vilja, behöver vi aktivt
fråga dem om deras tankar och om hur de vill ha det. Samtidigt behöver vi
komma ihåg att barn kan vilja att de vuxna tar ansvar, och att slippa vara
delaktiga i vissa situationer. Vi behöver alltså vara lyhörda på både när de vill
bli mer involverade och när de inte vill. Det finns givetvis också situationer
där vuxna ska ta hela ansvaret, till exempel för beslut vars konsekvenser ett
barn inte kan överblicka, men även då bör vi försöka lyssna på barnet och
möjliggöra att barnet ändå behåller en känsla av insyn och kontroll över
någon del av situationen. Ett konkret sätt att tydliggöra barns tankar och
önskemål, speciellt för barn som har mycket kontakt med sjukvården, är
att göra en delaktighetsbok. Där får barnet med hjälp av en vuxen skriva
eller rita vad hen tycker om, vad hen är rädd för, och hens önskemål inför
olika sjukvårdssituationer.

I en akut kris blir både barn och föräldrar sårbara och kan ha stora behov av både praktiskt och känslomässigt stöd. Sjukvårdsteamet kan i det läget fylla en funktion som något stabilt att luta sig mot. När tiden sen går och den akuta krisen är över, är det viktigt att inte fastna i den rollfördelningen. Barn med svåra och kroniska sjukdomar och deras föräldrar har i många olika sammanhang uttryckt att de önskar att deras kunskap tas tillvara. De vill ses som en jämbördig del av teamet snarare än någon som passivt tar emot vård och stöd. För att åstadkomma detta behöver vi vara medvetna om att den kommunikationsstil som bygger på den traditionella medicinska modellen innehåller vissa inbyggda hinder för delaktighet. Den bygger i grunden på en roll vars viktigaste uppgift är att vara expert, att samla och att ge information. Expertrollen är inte oviktig, och ibland helt nödvändig, men den är inte lika användbar för att öka delaktighet, eller för att lösa komplexa problem och skapa motivation. Därför behöver vi som arbetar i barnsjukvård träna oss på att ibland släppa expertrollen och använda kommunikationssätt från andra traditioner än den medicinska.

Lösningsfokus

Ett av de kommunikationssätt som jag själv tycker är mest användbart, är lösningsfokus. Det är ett sätt att arbeta och kommunicera som kommer ur den familjeterapeutiska traditionen. Som namnet antyder arbetar man vid lösningsfokus inte så mycket med att identifiera problem och deras orsaker. I stället fokuserar man på att tydliggöra vart man vill nå, och med att skapa förutsättningar att komma dit. En viktig grundtanke inom lösningsfokus är att de flesta människor, både barn och vuxna, vill och kan samarbeta, och att deras egna lösningar är värda att ta i beaktande. Genom att bjuda in till gemensam kreativ problemlösning för att nå ett mål skapar man ett positivt samarbetsklimat som gagnar framsteg. Att flytta fokus från problem till lösning är ofta ett bra sätt att undvika att fastna i konflikter, eftersom fokus på problem lätt aktiverar tankar om ansvar och skuld som människor naturligt värjer sig mot. Ett bra samarbetsklimat brukar å andra sidan göra att folk sänker garden och själva vågar reflektera kring sådant som kanske är svårt.

Ett konkret sätt att använda lösningsfokus är att omformulera problem som ska lösas till färdigheter som behöver läras in. Att byta perspektiv och att tänka på ett nytt sätt om en situation kan beskrivas som kognitiv omstrukturering, vilket är en välkänd strategi för att reglera känslor. Den finske psykiatern Ben Furman, som har skrivit flera böcker om lösningsfokuserat arbete med barn och familjer, har uttryckt det som att ingen vill ha problem, men att alla kan vara stolta över att lära sig en ny förmåga.

Ett annat sätt att arbeta lösningsfokuserat är att använda vissa specifika frågor till barn och föräldrar. På så sätt kan man stärka barns tilltro till den egna förmågan, men också naturligt delaktiggöra barnets nätverk. Här är några exempel på lösningsfokuserade frågor:

- Finns det något sammanhang där problemet inte är så stort? Vad är annorlunda då?
- Vad gör du/ni redan som är bra?

- Vem brukar hjälpa dig/er att göra det bättre?
- Hur kan jag/vi hjälpa dig?
- Vem kan mer hjälpa dig?

När vi kommunicerar lösningsfokuserat lägger vi den mesta tiden och energin på att utforska det som gått bra, snarare än det som gått mindre bra. Att aktivt fråga efter, uppmärksamma och bekräfta alla förändringar i rätt riktning är ett av de starkaste motivationsverktygen som fungerar på både barn och vuxna. Trots att det är så effektivt är det inte självklart för de flesta. Både sjukvårdspersonal och patienter kan ofta vara mer inställda på att rapportera problem. När det blir så ska vi givetvis inte avfärda problemen, utan då behöver vi lyssna och bekräfta enligt principen om validerande kommunikation. Därefter kan vi flytta fokus mot lösningen och mot familjens resurser att fortsätta röra sig i riktning mot den. Vi kan till exempel bekräfta att någon har haft det tufft, och sen undersöka om allt har varit lika jobbigt hela tiden, eller om det finns något litet undantag.

Sarah, 15 år, har svårt att komma ihåg att kolla sitt blodsocker. Vid läkarbesöket berättar hon att det går så där. Läkaren frågar om det är någon dag som det har funkat bättre, och om Sarah har någon idé om varför det funkade bättre just då. Läkaren och Sarah gör tillsammans en lista på vad det skulle kunna innebära för fördelar för henne att kolla sitt blodsocker regelbundet, och läkaren frågar om Sarah har någon egen idé för hur det ska fungera bättre. Vid nästa läkarbesök har Sarah ansträngt sig och det har blivit lite bättre. Hon får beröm för det, men läkaren säger att hon tror att Sarah behöver mer hjälp att komma ihåg, eftersom hon fortfarande glömmer ibland. De funderar tillsammans på vem som skulle kunna hjälpa Sarah och hon kommer på att hon kan be sin bästa kompis att påminna.

Att skapa motivation

Många av de utmaningar som vi i barnsjukvården står inför, kan sammanfattas i termer av motivation. Vi behöver motivera barn att gå med på att göra saker som är obehagliga i stunden, eftersom vi inte vill tvinga dem. Vi behöver motivera barn och föräldrar att följa behandlingsråd, att komma till vårdbesök, och att göra livsstilsförändringar som påverkar hälsan. När vi gör det är det vanligt att vi utgår från expertrollen, och försöker motivera genom att tala om hur viktigt något är utifrån ett medicinskt perspektiv. Om vi skaffar oss mer kunskap om motivation förstår vi snart vilket komplext område det är, och att det sällan är effektivt att bara argumentera utifrån expertperspektivet.

I forskningen kring motivation och i den metod som kallas motiverande samtal, eller MI, är det en grundtanke att motivation är något som växer fram inom individen själv. Vi kan påverka att motivationen växer fram, men aldrig föra över vår egen motivation direkt till någon annan. Argumentation och övertalning tenderar i stället att blockera och sänka motivationen, även om argumenten i sig är rimliga. Att ställa öppna frågor och att tillsammans med barn och föräldrar utforska för- och nackdelar med olika handlingsvägar, är enligt teorin för motiverande samtal mer effektivt. Aktivt lyssnande och ett empatiskt förhållningssätt, som har många likheter med validerande kommunikation, är ett självklart utgångsläge vid motiverande samtal.

Gustav, 15 år, träffar en sjuksköterska på grund av sin obesitas. Han berättar att han dricker energidryck varje dag. Sköterskan undrar om Gustav skulle kunna se några fördelar med att sluta dricka energidryck, och han svarar att han så klart förstår att det skulle vara bättre för hans hälsa. Sen frågar sköterskan om Gustav ser några nackdelar med att sluta. Gustav berättar att han ofta dricker energidryck på kvällen när han ska plugga. Han blir så trött, och har svårt att motivera sig, och han är rädd att han inte skulle orka plugga alls om han inte drack energidryck. Sköterskan lyssnar och ställer frågor, och det framgår att Gustav kämpar mycket i skolan. De pratar tillsammans om ifall det skulle finnas andra sätt för Gustav att orka med pluggandet, och sköterskan erbjuder sig att ringa till skolsköterskan i Gustavs skola och kolla om han skulle kunna få läxhjälp. Gustav funderar högt att han kanske skulle kunna be sin bror om hjälp med pluggandet och se om det funkar.

Det som är medicinskt relevant är inte heller nödvändigtvis det som upplevs personligt meningsfullt och engagerande, speciellt inte för barn och ungdomar. De är enligt min erfarenhet vana vid att vuxna talar om för dem vad de bör göra. De vet att de förväntas hålla med, och ibland gör de det bara för att slippa tjat, även om de egentligen tycker något annat. Hjärnans utveckling gör att vi ganska långt upp i åldrarna har begränsad förmåga att överblicka långsiktiga hälsokonsekvenser av något som händer här och nu. Motivation kan då handla mer om vad man själv eventuellt har att vinna eller att förlora än om medicinska argument. Även här finns det exempel på lösningsfokuserade frågor som är användbara för att väcka barn och ungdomars egna engagemang och nyfikenhet:

- Vad skulle du kunna vinna på en förändring?
- Vad har du/ditt barn för förutsättningar att lyckas med detta?
- Om problemet mirakulöst försvann, vad skulle bli annorlunda då? Finns det något du/ni kan göra redan nu för att något av det ska hända?

Slutligen bygger motivation inte bara på viljan att göra något utan också på förmågan att göra det, och på tilltron till den förmågan. Barn och ungdomar mognar i olika takt, och familjer kan ha olika förutsättningar att utveckla de färdigheter som behövs för att kunna klara av saker själva. Den som saknar förmåga eller tilltro att klara en uppgift kommer bara att bli stressad av att någon talar om hur viktig den är. I det läget behöver motivationen bestå av hjälp att utveckla och pröva förmågan om det är möjligt. Om det inte är möjligt behöver vi i stället utforska vilka resurser som finns till buds för att få hjälp, eller om det går att göra på ett annat sätt. I praktiken behöver vi oftast göra både och. Nya färdigheter tar tid att lära sig. Barn lär sig genom att lyckas, och det gör man bäst genom att sätta upp små delmål som är möjliga för dem att uppnå, och sedan bygga vidare på dem. Innan de, eller föräldrarna, har nått ända fram, behöver vi se till att det finns hjälp och stöd att hantera det som de ännu inte klarar. Vi behöver påminna både barn, föräldrar och oss själva om att inlärning är en process som sällan är spikrak, och att bakslag är vanliga, men att vi kommer vidare bara vi fortsätter att gå i rätt riktning, hur små stegen än är.

Emma är sju år. Hon behöver ta regelbundna prover, men är väldigt stickrädd. Hon får panik varje gång och måste hållas fast för att inte springa därifrån.

Hon säger att hon förstår att hon måste, men att hon blir så rädd att hon inte kan lugna sig. Det blir bestämt att hon ska få lugnande vid provtagning, men det görs också en plan för hur hon ska utveckla förmågan att klara av det utan. Hon får hjälp via lekterapin, där hon får leka att hon tar blodprov på dockorna, och hon får besöka provtagningsrummet och undersöka alla sakerna där många gånger, utan krav på att bli stucken. Hon får också lära sig att lugna sig genom att andas djupt tillsammans med sina föräldrar. Det tar tid, men så småningom behöver hon inte längre lugnande.

Sammanfattning

I studier om vad som underlättar kommunikation mellan vårdpersonal, barn och föräldrar, återkommer vissa teman, som att visa engagemang, värme och empati, att betona styrkor, att bjuda in egna lösningar och att engagera hela familjen. Dessa teman stämmer väl överens med min personliga erfarenhet av vad som fungerar bra, och det jag försökt beskriva i den här boken. Genom att förstå oss själva och våra egna känslor; genom att förstå de utmaningar som vi ställs inför som vårdpersonal, både utifrån barns och föräldrars olika behov och utifrån sjukvårdens förutsättningar, kan vi utveckla hur vi uttrycker det stora engagemang de flesta av oss har. Genom att lära oss mer om hur vi knyter kontakt och genom att utveckla vår kommunikation med hjälp av kunskap om validering, lösningsfokus och motiverande samtal blir vi bättre på att betona styrkor, samt på att engagera barn och föräldrar att bidra med egna lösningar och bana väg för förändring.

Trots mångårig erfarenhet av arbete inom barnsjukvården har jag själv lärt mig otroligt mycket genom att skriva den här boken. Jag har själv utvecklat min förmåga att möta barn och deras föräldrar. Jag har fått reflektera över delaktighet och barns rättigheter, både själv och tillsammans med andra. Jag har fått se många goda exempel, men också mött situationer som är långt ifrån den önskade verkligheten. Jag har samtidigt blivit mycket mer medveten om vilken komplex verksamhet barnsjukvården är. Jag känner stor ödmjukhet inför alla som kämpar på, och som orkar upprätthålla barnperspektivet, värmen och empatin i en ibland orimligt stressig arbetsmiljö. Jag kan förstå att tanken på att ägna tid åt att utveckla kommunikation och bemötande kan kännas övermäktig, och som ytterligare ett krav som åläggs hårt pressade yrkesmänniskor. Samtidigt tänker jag att vår kommunikation faktiskt är en av de faktorer vi själva äger och kan påverka. Allt det lidande som skapar kraftfältet runt sjuka barn kommer vi inte att kunna ta bort, oavsett den tekniska utvecklingen. Det som bär genom det svåra har i alla tider varit kontakt och relation, och det är god kommunikation som skapar förutsättningarna. Därför får vi aldrig ge upp våra ansträngningar, men vi får samtidigt se på oss själva och varandra med medkänsla varje gång vi inte når ända fram. Med Jon Kabat Zins ord:

»Tålamod är att ha i minnet att saker och ting utvecklas i sin egen takt. Årstiderna kan inte påskyndas. När våren kommer spirar gräset av sig själv.«

Litteratur

Antonovsky, A., (1991). *Hälsans Mysterium*. Natur & Kultur.

Broberg, A., Risholm Mothander, P., Granqvist, P. & Ivarsson, T. (2008). *Anknytning i praktiken. Tillämpningar av anknytningsteorin*. Natur & Kultur.

Börjesson, M. (2012). *Motivation och medkänsla. Om att samtala med tonåringar*. Studentlitteratur.

Channon, S., Smith, V. J., & Gregory, J. W. (2003). A pilot study of motivational interviewing in adolescents with diabetes. *Archives of disease in childhood, 88*(8), 680–683.

Dagan, O., Facompré, C. R., & Bernard, K. (2018). Adult attachment representations and depressive symptoms: A meta-analysis. *Journal of affective disorders, 236,* 274–290.

Erickson, S. J., Gerstle, M., Feldstein, S. W. (2005). Brief Interventions and Motivational Interviewing With Children, Adolescents, and Their Parents in Pediatric Health Care Settings: A Review. *Arch Pediatr Adolesc Med., 159*(12), 1173–1180.

Eriksson, H., Herngren, L. (2021). *Delaktighetsböcker. Ett sätt att göra barns röst hörd inom vården*. [Magisteruppsats, Högskolan i Borås].

Forsner, M. (2006). *Att vara barn i sjukdom och sjukvård – barns berättelser om sina upplevelser av sjukdom och sjukvårdsrädsla*. [Doktorsavhandling, Umeå Universitet].

Fossum, B. (2019). Kommunikation och bemötande. I B. Fossum (Red.), *Kommunikation Samtal och bemötande i vården*, (3 uppl., s. 27–76). Studentlitteratur.

Furman, B. (2003). *Barn är smarta. Jag kan-metoden för kreativ problemlösning*. Natur & Kultur.

Furman, B. (2014). *Jag är stolt över dig!* Verti.

Furman, B., Tapani, A. (1993). *Lösningssnack*. Studentlitteratur.

Gibson C. H. (1995). The process of empowerment in mothers of chronically ill children. *Journal of advanced nursing, 21*(6), 1201–1210.

Gilliam, B-M. (2020). *Barns delaktighet i pediatrisk vård – perspektiv, erfarenheter och möjligheter till förändring utifrån barn med långvarig sjukdom.* [Doktorsavhandling, Halmstad Universitet].

Gordon Training International. *The roadblocks to communication.* Gordonmodel.com. https://www.gordonmodel.com/work-roadblocks.php

Harder, M. Kommunikation med barn vid hälsobesök inom barnhälsovård. I M. Söderbäck (red.), *Kommunikation med barn och unga i vården.* (s. 190–200). Liber.

Harder, M., Söderbäck, M., & Ranheim, A. (2018). Health care professionals' perspective on children's participation in health care situations: encounters in mutuality and alienation. *International journal of qualitative studies on health and well-being. 13*(1), 1555421.

Hunt, L. M., Jordan, B., Irwin, S., & Browner, C. H. (1989). Compliance and the patient's perspective: controlling symptoms in everyday life. *Culture, medicine and psychiatry, 13*(3), 315–334.

Johansson, A. (2019). Att möta och kommunicera med barn och deras föräldrar. I B. Fossum (Red.), *Kommunikation Samtal och bemötande i vården,* (3 uppl., s. 287–307). Studentlitteratur.

Joseph-Williams, N., Edwards, A., & Elwyn, G. (2014). Power imbalance prevents shared decision making. *BMJ (Clinical research ed.), 348,* g3178.

Jungerby Larsson, H. (2023). *»Innan kanske man bara skrapat på ytan« En aktionsforskningsstudie om utveckling av arbetet med sjukvårdsrädda barn i delaktighetsbokspraktiken på en lekterapi.* [Examensuppsats, Göteborgs Universitet].

Köhler Alvén, F., Korsgren, M. (2019). *Lekterapi som omvårdnadsåtgärd för att lindra barns lidande i samband med smärtsamma eller emotionellt påfrestande procedurer.* [Kandidatuppsats, Lunds Universitet].

Lambert, V., Glacken, M., & McCarron, M. (2011). Communication between children and health professionals in a child hospital setting: a Child Transitional Communication Model. *Journal of advanced nursing, 67*(3), 569–582.

Levensky, E. R., Forcehimes, A., O'Donohue, W.T., Beitz, K. (2007). Motivational Interviewing: An evidence-based approach to counseling helps patients follow treatment recommendations. *American Journal of Nursing, 107*(10), 50–58.

Lively, E. J., McAllister, S., & Doeltgen, S. H. (2022). Parents' experiences of their child's transition from tube to oral feeding during an intensive intervention programme. *Child: Care, Health, and Development*, 1–10.

Nowicka, P., & Flodmark, C. E. (2011). Family therapy as a model for treating childhood obesity: useful tools for clinicians. *Clinical child psychology and psychiatry, 16*(1), 129–145.

Power, N., & Franck, L. (2008). Parent participation in the care of hospitalized children: a systematic review. *Journal of advanced nursing, 62*(6), 622–641.

Renlund, C., (2007). *Doktorn kunde inte riktigt laga mig.* Gothia förlag.

Resnicow, K., & McMaster, F. (2012). Motivational Interviewing: moving from why to how with autonomy support. *The international journal of behavioral nutrition and physical activity, 9*, 19.

de Shazer, S., Dolan, Y., Korman, H., Trepper, T., McCollum, E., & Berg, I.K. (2021). *More Than Miracles: The State of the Art of Solution-Focused Brief Therapy* (2nd ed.). Routledge.

Socialstyrelsen. (2018). *Att samtala med barn.* [Kunskapsstöd för socialtjänsten, hälso- och sjukvården och tandvården]. https://www.socialstyrelsen.se/globalassets/sharepoint-dokument/artikelkatalog/kunskapsstod/2018-11-14.pdf

Författarens tack

Stort tack till NOBAB Sverige, som har stöttat utgivningen av den här boken. Jag vill också tacka alla vänner och kollegor som har trott på min idé, och uppmuntrat mig till att skriva. Särskilt tack till Ruth Winding, Anna Perers, Lilian Pohlkamp, Ann Elmqvist-Fridh och Gunilla Lööf, som läst och kommenterat längs vägen. Tack också till min chef, Charlotta Antonsson, som förstått att detta arbete har varit till gagn för både verksamheten och barnen, och därför låtit mig avsätta tid för att göra det. Och slutligen tack till min familj för kärlek, stöd och en oändlig källa till lärande och utveckling.